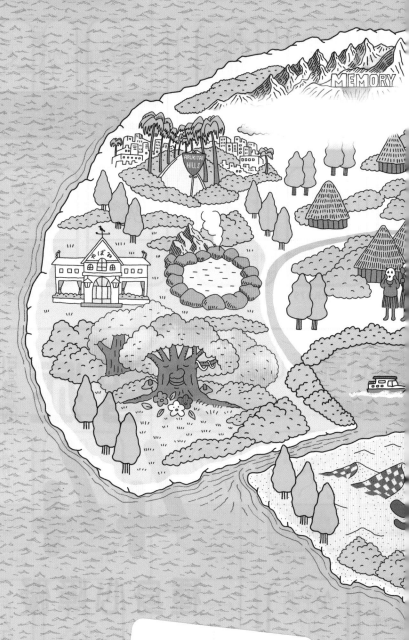

MEMORY

ARUKITAI
HILLS

U0011102

▶ 記憶問題

無法記憶
（編碼.儲存.提取）
體驗或行為

▸P.028

無法記憶
（編碼.儲存.提取）
知識或資訊

▸P.030

所見所聞或心中所想
會在瞬間
從記憶中消逝

▸P.041

水果 ≠ 🍎

回想不起
抽象詞彙、概念、
符號所代表的意義

▸P.070

無法
[...]

無法
在腦中描繪
看不見的東西

▸P.042

對所見所聞的
內容或資訊
總是採否定解釋

▸P.057

深信假消息
或錯誤訊息是事實
或正確無誤

▸P.057

無法理解
語法或多個單字
的組合

▸P.07

▶ 時間與空間問題

時間問題

過去

誤把過去的
經驗或事件
當作現在進行式

▸P.056

對於時間流逝，
感覺紊亂或迷失

▸P.133

失去二十四小時的
時間感覺

▸P.134

無法正確掌握
與物體之間的距離

▸P.145

無
或

睡不著或淺眠，
無法長時間熟睡

▸P.134

失去日期、
星期、月分的知覺

▸P.135

失去左右
或東西南北等
方向感

▸P.161

二
想

失智症世界的旅行指南

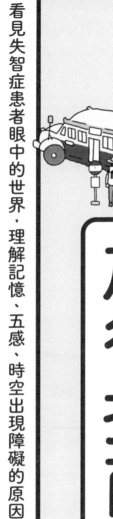

旅行指南

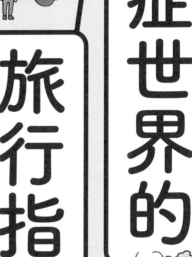

看見失智症患者眼中的世界，理解記憶、五感、時空出現障礙的原因

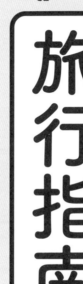

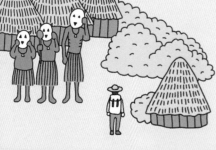

PART 1
失智症世界的旅遊指南

十三篇旅人故事，帶你踏入「失智症病友生活所在的世界」

記憶問題

五感問題

時間與空間問題

PART 2
學習失智症生活智慧的
旅遊指南

總之，
製作一本
可以協助人們
從「當事人」角度
了解失智症的書籍，
是我們的最大目標。

失智症病友可能在身心上出現哪些問題？他們又會在何時、何地、何種狀況下感受到生活上的不便？

當我們的團隊為了釐清上述疑問而展開調查時，發現目前既有的出版物或網路資料，都是從醫護人員及照護者的角度，用艱澀言詞來解釋失智症的症狀，**幾乎沒有資料是從最關鍵的「當事人」角度，去整合他們的感受或困擾。**

病友本人的內心世界：
「我遇見了問題，但自己也說不清楚。」

周圍人的反應：
「我不知道他身上發生了什麼事，
所以也不知該怎麼應對。」

由於這些重要資訊的缺失，導致人們對失智症產生偏頗的認識與印象，使得病友本人和周圍的人嘗盡各種艱困。

有什麼辦法可以盡量填補這之間的落差？於是這成為我們最大的願望，希望幫助更多人理解，失智症病友本人身上發生了哪些事，以及他們對此有何感受。

為了實際窺探「失智症病友生活所在的世界」

　　話雖如此，要了解失智症病友所面臨的問題，並不容易。我們前思後想，決定訪談失智症病友本人，累積他們的「聲音」，作為我們行動的第一步。前前後後，我們大約訪談了一百名病友。

　　接著，我們根據訪談資料，用**「旅遊散文」**和**「旅行小記」**的形式整理成一篇篇的小故事，以淺顯文字，描述失智症病友的各種親身經歷，讓讀者在學習時彷彿身臨其境。這就是《失智症世界的旅行指南》這本書誕生的由來。

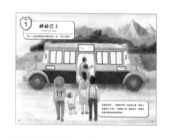 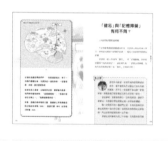

　　上車後不斷失去記憶的「神祕巴士」、無法辨識人臉的「無臉族村落」……失智症病友眼中的世界，以及他們生活上的種種不便，盡數攤在我們的眼前。換言之，這十三篇旅人故事可以帶你體驗「失智症病友生活所在的世界」。

何謂「失智症」？

我們即將展開失智症世界之旅，為了暢遊到底，有一點要勞煩各位謹記在心。

失智症是一種「認知功能無法正常運作，導致日常生活出現困難，造成種種不便的狀態」。

認知功能意指「透過眼、耳、鼻、舌、皮膚等感覺器官感知外界，解釋、思考、判斷其意義，對其進行計算等處理，或將之語言化，並儲存於記憶的功能」。

舉例來說，讓我們一同分析「外出時尋找廁所」這個行為的過程。

STEP
1 視覺上的認知
一邊行走，眼睛同時尋找洗手間的標示
→「有標示」。

STEP
2 記憶的檢索與解釋
把找到的資訊與記憶中的資訊做對照並解釋其意→「這裡是男廁」。

STEP
3 判斷與執行
從得到的資訊，判斷或執行某種行為反應 →「上廁所去」。

在採取行動之前，我們總是在一瞬間完成以上步驟，然而當認知功能下降時，這一連串的過程將受到阻礙。

比方說，為什麼失智症病友「討厭洗澡」？

「他真的很討厭洗澡……」時常聽到照護者如此陳述。病友「不願意洗澡的理由」，從某個角度來看，可能會被解讀為「對照護者的反抗」，但這絕對不是唯一的理由。仔細思考，其背後其實隱含了許多認知功能上的問題。可能是：

1. 溫度感覺出問題，覺得洗澡水太燙。
2. 皮膚感覺出問題，覺得洗澡水黏膩不舒服。
3. 空間認知或身體機能出問題，穿脫衣服有困難。
4. 時間認知或記憶出問題，總是認為自己洗過澡了。

當然，可能也有人純粹是不想給家人添麻煩。**即使是如此生活化的「洗澡」場景，每個病友都會因個人罹患的身心障礙（身心的不協調、問題、故障）、生活習慣或居住環境的不同，而基於不同原因面臨各種困難。**

換言之，我們不應該把失智症「一概而論」，這一點非常重要。

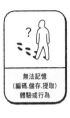

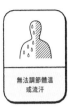

無法記憶
（編碼.儲存.提取）
體驗或行為

無法調節體溫
或流汗

本書根據失智症病友本人的意見，整理出四十四項他們在生活中遇到問題時，其背後可能存在的認知障礙原因。在十三篇的旅人故事中，將以如左側圖標顯示，協助讀者迅速理解造成他們苦惱的問題所在。

此外，在十三篇旅人故事之後，我們亦整理出每一種認知障礙還可能在生活上引起其他哪些不便。你會發現，這些乍看之下看似不相干的問題或困擾，實際上是由相同的認知障礙所造成。

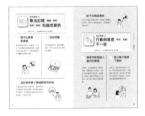

他為什麼要那樣做……？
了解行為背後的「原因」，
能讓本人及照護者兩方都輕鬆

病友「做得到」與「做不到」的行為也是因人而異。

舉例來說，家中早已有買好的吐司，但每次出門總是會順手買一條回家，是日常生活中經常出現的小失誤。雖然只是買太多吐司，但單純是「忘記何時買的」？抑或是「因為關起櫥櫃門，看不見吐司的存在，導致吐司的相關記憶也跟

著消失」？遺忘的原因五花八門。

　　如果光看失敗結果，一般人大概會忍不住限制本人的行動「不讓他外出買東西」，**但我們若能了解行為背後的原因，就有機會隨機應變**，比如可以條列購物清單、把家中庫存擺放在看得見的地方，甚至乾脆拆除櫥櫃門……

　　在與失智症病友互動的過程中，雙方免不了會出現「你不懂我」、「我不知道」之類的摩擦。

　　但我們相信，只要能減少這類摩擦，病友本人和周圍的親朋好友也一定會變得更輕鬆。

　　運用一些巧思，不但可以維持以往的生活步調，也能維護病友的尊嚴，亦有助於防止認知功能下滑。

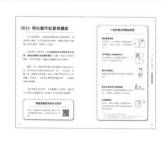

本書後半部分的「學習失智症生活智慧的旅遊指南」，彙整了旅遊必備的相關知識、心態、工具和資料，希望可以協助各位，靈活運用在各種巧思上。

《失智症世界的旅行指南》這本書的完成，最開心的莫過於失智症病友本人。

你叫我自己講，我也講不清楚，其他人更不可能聽得明白，但如果請他們讀這本書，相信就有更多人能理解我們身上發生的事，這麼一想我就覺得很開心。

此外，也有家屬給予我們以下的感想回饋。

當我們一家人為了理解她眼中的世界，給予她支持，四處尋找可以和她一起舒適生活的辦法時，本書用很淺顯的方式，帶領我們認識她的世界。

光靠本書，不可能了解失智症所有的內涵。然而，藉由了解失智症病友眼中所看到的世界，將有助於我們進一步想像自己或所愛之人身上可能發生哪些事。

為了創造
與失智症同行的幸福未來

　　事實是，罹患失智症在「現階段」尚無醫學方法可以完全痊癒。然而，透過「本人視角」了解失智症，學習造成生活不便的背後原因，**可以改變我們「與失智症共存」的方式，也就是我們的「互動方式」或「周圍環境」都將有所不同。**

　　藉由改變互動方式或周圍環境，不便本身就有可能不會發生，種種的問題也可能因此迎刃而解。我們不採用醫療護理的角度來診斷「疾病」或治療「症狀」，而是以「人」為本，一同重新打造舒適的「生活」。我們相信，從這個角度出發，也一定可以從中發覺有效方法。

　　我們也想進一步了解失智症病友生活所在的世界。如果能有更多人可以想像生活在日本這個超高齡社會中的模樣，就一定可以帶來改變。「若能有幸成為與失智症共創幸福未來的那扇門」我們抱持著這個理念，著手編纂了本書。誠心期盼本書可以**幫助你和你所愛之人一同打造舒適人生。**

失智症未來共創中心　筧 裕介

你是在失智症世界
漫遊的旅人。

本篇中出現的人物，
既不是虛構的主角，
也不是毫無關係的陌生人，
而是「不久後未來的你」，
或是「你最重要的家人」。

失智症世界之旅，
即將啟程。

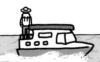

神祕巴士

MYSTERY BUS

搭上一台沒有明確目的地的公車。你，下得了車嗎？

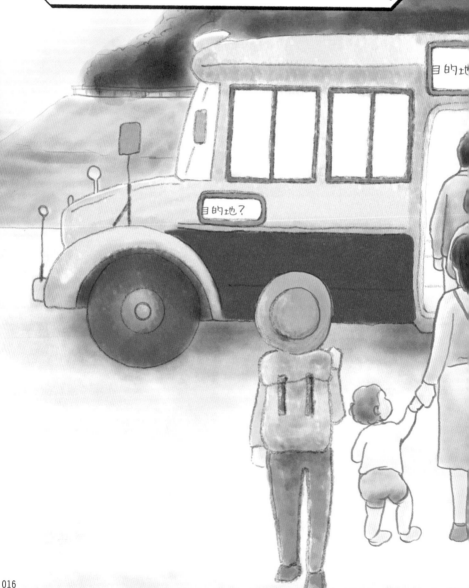

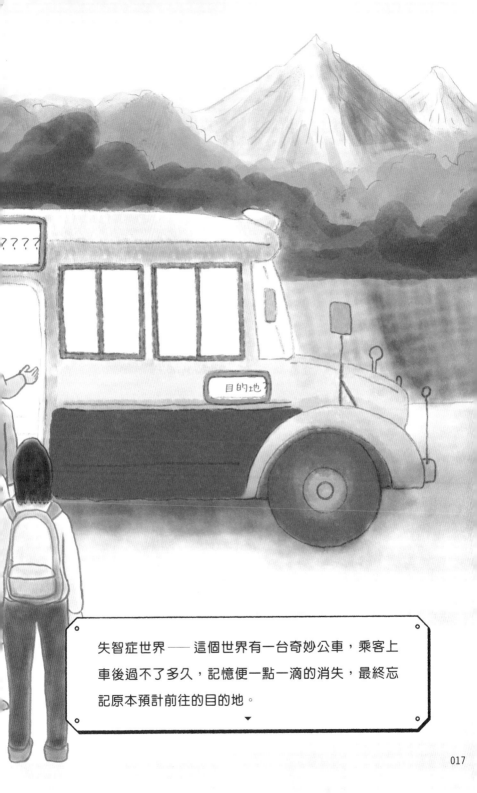

失智症世界——這個世界有一台奇妙公車，乘客上車後過不了多久，記憶便一點一滴的消失，最終忘記原本預計前往的目的地。

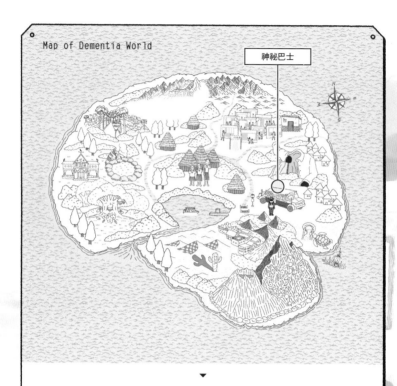

在通往這個世界的門戶——失智港的前方，停了一台島內循環公車，凡是到此一遊的旅客，一定會搭乘。來吧！旅行即將啟程。

旅客依序上車後，公車終於出發，看著窗外風景，他們突然覺得納悶：「這是哪裡呀？」「我為什麼坐在公車上？」「我是從哪裡來的？」

其實，這輛公車神奇的力量，會讓車上所有乘客忘記之前的來時路（過去），當前位置（現在）以及旅行計畫（未來）。

「健忘」與「記憶障礙」有何不同？

　　人的記憶其實相當模糊。不記得剛剛看過或聽過的內容，忘記與人有約而放人鴿子，明明是常用單字卻講不出來……相信大家都曾有過類似經驗。

　　這些是一般人常說的「健忘」，而「記憶障礙」是失智症最具代表的症狀之一，但追根究柢，「記憶出現障礙」指的究竟是何種狀態？和「健忘」又有何不同？

旅人分享

　　當你外出旅遊，在陌生城市搭電車或公車時，會不會因為不知道自己身在何處而緊張，忍不住一直查看下車站牌？對我來說，那種感覺已經是最近日常生活中的一部分。搭公車時，我都會很專心，以免搭過頭，錯過下車車站，但是最近開始頻繁出現一些奇妙的體驗。

　　那一天我和平時一樣出門上班，在每天搭車的公車站搭乘同一班次的公車。當然那是我熟悉的公車路線，所以非常清楚要在哪一站下車。抵達公司的車程

大約二十分鐘，但是那天我可能有點累，隨著公車搖晃，不知不覺間有些精神渙散。

回過神後，**我突然不知道自己身在何處？正打算前往何方？又是從何而來（ P.028）？** 也就是説，我腦中關於過去、現在和未來的所有記憶，突然變得一片空白。

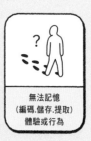

無法記憶
（編碼.儲存.提取）
體驗或行為

「看看窗外的景色或建築物，應該能想起些什麼吧？」於是我開始四處打量窗外的街景，卻沒有半點頭緒，甚至覺得自己好像是第一次來這個地方。這輛公車到底要開到哪裡去？

公車一路經過了好幾個公車站，車上乘客也陸續下車，但是到了最後，我依舊想不起來應該在哪一站下車，結果就這麼一路搭到終點站。

在終點站，我找親切的公車司機詢問，他説：「你應該有買月票。」我翻找一看，終於知道自己要前往的目的地。

後來我搭上回返的公車，雖然早已是大遲到，但總算是成功抵達公司。

忘記「自己正在前往 公司的路上」這件事

不光是忘記**「下車地點」**，就連**「自己正在前往公司」**這件事都忘得一乾二淨，這是記憶障礙的最大特徵。舉例來說，假設與朋友約好「三月三日晚上六點和朋友聚餐」，但是那天的工作從早上開始便十分忙碌，**到了晚上七點接到朋友來電，才想起聚餐這件事**，這是一種「健忘」。

但在另一方面，**就算七點接到朋友電話，也回想不起兩人的約定**，這便是「記憶障礙」。

如果是一般的健忘，當事人可以回想起「記得那件事的自己」，但在記憶障礙的情況下，他們似乎多半連「自己想過或做過的行為」都忘得一乾二淨。

雖然行事曆上註記了預定行程，但本人連自己做過約定或寫過字本身都不記得，所以也不敢確定行程的真實性。

旅人分享

有一次我和太太搭公車，司機連續廣播了三次我們預計下車的車站：「下一站是淺草。」雖然我心想「喔，下一站到淺草」，**但完全沒發現是自己要下車的公車站**

021

（**P.030**）。那時太太按了下車鈴，所以我們安然下了車。

但是，那之後有一次我自己搭公車，因為怕錯過下車車站，所以上車後，我非常專注的一個個確認公車每一次到站後的站牌，也因此一路上我沒有忘記任何事情，乘車非常順利。

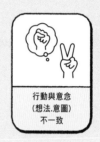

無法記憶
（編碼.儲存.提取）
知識或資訊

行動與意念
（想法.意圖）
不一致

沒多久，終於到了我要下車的公車站。「好！我要下車了！」**但不知為何，我的手並沒有如我希望的伸向眼前的下車鈴**（**P.031**），我的大腦明明就很想按鈴下車！那種感覺就像是我被人施了法術一樣……真的很邪門。

最後我沒能按鈴下車，公車毫不留情的駛離我要下車的站牌。我猜大概是「絕對不能忘記下車地點」的緊繃感，使大腦疲倦不堪，導致「按下車鈴」的指令未能傳達到雙手。

自從那次體驗讓我大為沮喪之後，我養成了一個通勤習慣，把自己的上下車站寫在紙條上，放入票卡夾內，並直接掛在脖子上。紙條上還寫著：「我有失智症，當我遇見困難時，還請您伸出援手。」

現在，如果我忘記要去哪裡，會先檢查自己的票卡夾，確認目的地。如果我還是搞不清楚，就會把紙條拿給身旁的人看，請他們協助：「我想去這裡……」

通常大家都很熱心，會親切告訴我：「再兩站就到了。」有的乘客甚至會提醒我：「下一站就是。」還幫我按下車鈴。雖然我個性有點怕生，但每次我拿出紙條跟旁人搭話時，都沒有人用奇怪的眼光看我，都熱情的對我伸出援手。

搭公車或電車時
為什麼會下不了車？

失智症病友搭公車或電車時，之所以會發生下不了車的情況，可能是在回想的「記憶過程」中的某一出現問題。**記憶障礙，指的是「記憶的處理過程受損」。**

那麼，記憶又是如何運作的呢？為了簡單起見，讓我們以學校考試為例來做說明，假設考試科目是日本史。

「卑彌呼是邪馬台國的女王」。

我們將這些知識或資訊輸入大腦（**編碼**），一直保存到考試之前（**儲存**），並在考試時根據題目在腦中找出答案（**提取**），進行解答。**「編碼→儲存→提取」這一連續的處理過程稱為「記憶」。**

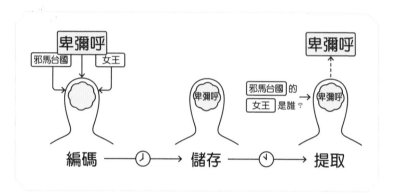

■ 什麼是記憶？

搭乘公車或電車後卻下不了車，是因為在以上處理過程中，某一處或多處出現類似以下的問題。

第一，**無法準確「編碼」目的地的相關資訊**。也就是本人的所見所聞，不是從大腦的一端進入又直接從另一端出去，就是因為無法轉換成可記憶的形式而根本從未進入大腦。電話中聽到「在『ㄒㄧㄣ ㄙㄨˋ』集合」時，大多數人會把聽到的兩個音節，轉換成「新宿＝山手線上的鬧區」的資訊。如果無法完成這中間字義的轉換，那麼那句話就只是一串音節，大腦無法順利接收資訊。

此外，還必須同時記憶「新宿＝集合地點」的資訊。如果只記得「新宿」，卻不清楚攸關什麼事，也無用武之地。

第二，**無法「儲存」必要資訊**。有點像是，人們對路線公車的數字或車站的出口號碼常常記了又忘，忘了又記的無限迴圈。

第三，**即使有「觸發點」，本人依舊無法「提取」資訊**。我們需要某個「觸發點」來提取腦中所儲存的記憶。有時，我們雖然一時忘了公車站名，但聽到車內廣播，還是可以回想得起來。然而，就如同旅人在分享中提及：「雖然我心想『喔，下一站到淺草』，但完全沒發現是自己要下車的公車站。」認知功能障礙有時會導致該機制無法正常運作。

最後是**編碼→儲存→提取等一連串處理過程後的「行動」出現問題**。就如旅人的分享：「雖然我知道下車地點，但不知為何，我的手並沒有伸向眼前的下車鈴。」有時身體很難按照本人的想法或意識，採取相應的行動。

旅人分享

其實，這類無法用「健忘」一句簡單帶過的問題，並不是只有出現在我外出的時候，而是隨時隨地都可能發生。

有一天，我正在準備煮晚餐。我打開冰箱，看有

什麼菜可以煮。我找到了絞肉，於是決定用絞肉做菜，**但當下我完全想不出任何菜色**（P.030）。我本來就是個喜歡做菜的人，所以漢堡排、麻婆豆腐都是我的拿手好菜，應該可以有很多變化……但那時候，我腦中完全一片空白。

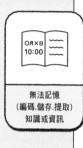

無法記憶
（編碼.儲存.提取）
知識或資訊

原本滾瓜爛熟的食譜
為何會突然想不起來？

以前做過的菜餚資訊，照理應該儲存在大腦某個角落。然而，人的記憶**並不像書店書架一樣分門別類，那樣好找**。

正常情況下，打開冰箱看到的「絞肉」，會成為檢索關鍵字，讓人從記憶中提取「漢堡排」或「麻婆豆腐」等資訊，但因認知功能障礙，**導致檢索關鍵字難以連結至所需資訊，因而想不起任何食譜**。

另一方面，雖然看著「絞肉」想不起菜色，但動手攪拌絞肉，肉的觸感（觸覺）、香氣（嗅覺）等刺激，也可能幫助大腦檢索出「漢堡排」、「肉燥蓋飯」等菜色。

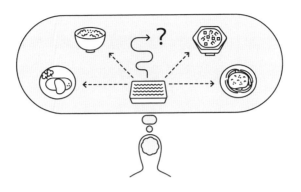

■腦中無法連結至所需資訊。

　換言之，不論是「想不起熟悉的食譜」，還是「搭上公車或電車後下不了車」，**這兩個問題的背後，都存在同一個記憶障礙——無法記憶（編碼、儲存、提取）體驗、行為、知識或資訊。**

　下一頁整理了這段旅人分享中，以圖標形式列出的「身心障礙」，以及該障礙可能造成的生活問題。當你在回顧自己、家人或周圍人士所遭遇的困難或生活環境時，不妨一同參考。

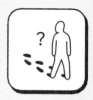

身心障礙 01

無法記憶（編碼、儲存、提取）體驗或行為

☑ 忘記爐上開火

忘記爐上正在燒水，煮到沸騰溢出。儘管人在客廳聽到水壺鳴笛聲，急忙衝去關火，但根本沒印象自己有開火。

☑ 忘記自己正在洗衣服、煮菜

自己啟動洗衣機，結束警示音響起，卻渾然不知那是什麼聲音。隔日早晨打開洗衣機門，發現皺巴巴的洗淨衣物，才察覺自己昨天洗了衣服。

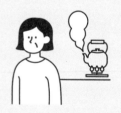

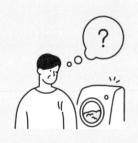

☑ 忘記自己曾經提款

忘記自己從戶頭提款，隔天查看存摺也沒印象，誤以為多了一筆支出，因而心生疑慮，甚至懷疑是家人擅自提款。

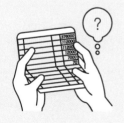

✓ 不記得自己
下單購物

宅配包裹送到家門口，拆封後看
了內容物，還是不知道寄件人是
誰。後來發現似乎是自己網購買
的東西，但不記得自己有訂購這
回事。

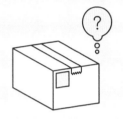

✓ 反覆講
同樣的話

對同住的家人或朋友不斷提起同
一件事，尤其大多時常描述以前
快樂的時光，或是工作上的傑出
表現，有時甚至一天會反覆好幾
次。

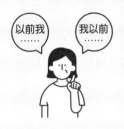

✓ 搞不清楚已完成哪些工作

搞不清楚自己完成了哪些工作或文件，無法區分
哪些是待辦事項。即使已完成的工作有標記，但
本人沒有做過的印象，因而感到焦慮。

身心障礙 02

無法記憶（編碼、儲存、提取）知識或資訊

✔ 想不出菜單或食譜

病友想用絞肉做菜，但腦中一片空白，隔天雖然想到麻婆豆腐，但還是想不出其他菜色，也難以根據食材規劃數日所需的菜單。

✔ 忘記吃藥

忘記吃藥這件事，即使藥擺在眼前，也不以為是自己必須服用的藥物。

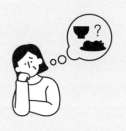

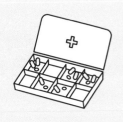

✔ 忘記或弄錯下車地點或目的地

才剛走出家門就忘記目的地，或是乘車時忘記哪站下車而坐過頭，抑或誤以為到站而下錯車。有時即使在正確的車站下車，卻有第一次來的陌生感。

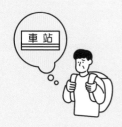

車站

✓ 記不住商品資訊

工作上所需的新商品資訊，即使看了數遍仍記不住，查看自己書寫的註記，也依舊搞不清楚狀況。

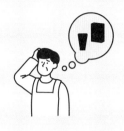

身心障礙 03

行動與意念（想法、意圖）
不一致

CHECK ｜ 此障礙造成的生活問題

✓ 無意中吃到別人盤中的食物

空腹時，如果眼前有自己喜愛的食物，即使是別人的食物，也會在不知不覺中伸手去拿，放進嘴裡。經他人提醒才驚覺自己行為脫序，但也說不清為什麼會那樣做。

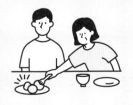

✓ 搭公車不會按下車鈴

搭車時，雖然記得在哪一站下車，卻沒有辦法按下車鈴。必須提早在到站前，強烈命令雙手動作才能按鈴；但反過來，有時也會因過度緊繃而動彈不得。

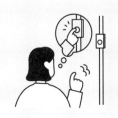

白茫溪谷
WHITEOUT VALLEY

誰能把消失在白霧中的美景刻印在腦海裡！

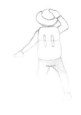

失智症世界——這個世界有一座迷幻溪谷，其中的濃霧和暴風雪總是抹去人們的視野和相關記憶。

▼

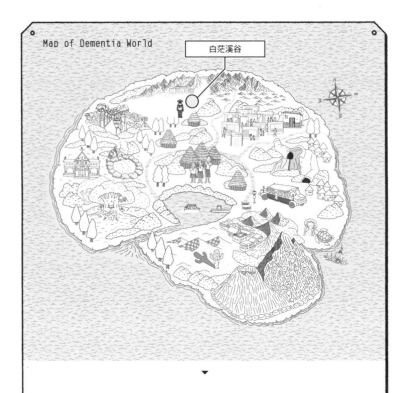

白茫溪谷

旅遊第一站，是失智症世界裡的世界遺產 —— 白茫溪谷。天氣晴朗時，四季不同的美景，遼闊壯觀。

但是，溪谷氣候非常不穩定。一旦天雲變色，便瞬間濃霧密布，暴雪橫飛，把眼前視野染成白茫一片。

與此同時，上一秒才因眼前美景而感動不已的記憶，竟也消失得不留痕跡。

—— 這，便是人人稱此地為「白茫溪谷」的由來。

「視覺」和「記憶」
有著驚人的密切關係

　　人對視覺的依賴程度，遠超乎你我想像。廉價紅酒裝入高級品牌的瓶身裡，味道頓時成為最頂級的濃郁香醇；不拿紙張寫下必須處理的待辦事項，不一會兒便忘得一乾二淨；即便是最愛的衣物，一旦被收到衣櫃底層，便可能被人淡忘而長年不見天日……

　　視覺與人的認知和記憶有著非常密切的關係。櫥櫃、門扉、冰箱……其實小小的白茫溪谷，就散落在日常生活中的各個角落。

> **旅人分享**
>
>
>
> 　　那一天我在買東西，突然想起家裡衛生紙快沒了，便順手買一串回家。
>
> 　　到家後，打開廁所上方的收納櫃，才發現一櫃的衛生紙！「咦？」「還有這麼多唷？」「是誰什麼時候買來的？」我心中毫無印象。
>
> 　　我想一定是先生買的，跟他抱怨幾句，他竟然告訴我不是他買的，還說我上週也買了衛生紙。讓人難

以相信的是，似乎真的是我誤會，因為我已經買了好幾次。

　　雖然每次打開櫃子都會看到一堆的衛生紙，但關上櫃門，看不見東西後，它們的存在似乎也會跟著從我的記憶中消失（P.042）。

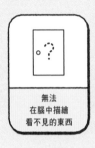

無法
在腦中描繪
看不見的東西

為什麼會
重複購買衛生紙？

　　一個人之所以會重複購買同一品項，其背後存在許多可能的原因。

　　第一，純粹是記憶問題，**忘記（無法編碼、儲存、提取）自己的購物行為**（見P.016〈神祕巴士〉）。

　　第二，有些人似乎會因為長期以來的**固定習慣、特殊的想法或喜好**（或是相反，可能曾經因缺乏而吃苦），**而經常回想起需要或必須執行該行為的強烈念頭**。「曾因衛生紙用完而感到困擾」的窘境，導致人們經常回憶起這段記憶便是其中一例（見P.044〈走走山丘〉）。

第三，是源自**對視覺訊息的依賴**，這也是本篇分享的重點。認知功能障礙可能導致本人以為**「看不見的東西＝東西不存在」**。

就算本人看到櫃裡成堆的衛生紙時，內心了解庫存充裕，但櫃門一關上的瞬間，衛生紙的存在便從記憶消失。既然對他而言是「不存在的東西」，當然也就**沒有買過好幾次的感覺，他不過是和往常一樣，添購家中缺少的物資罷了。**

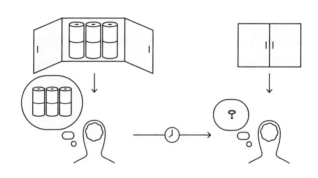

 看不見的東西，形同不存在。

旅人分享

 我從事行政性質的工作，也曾經在上班時發生過類似情況。

有一天我打開電腦，想接著昨天繼續輸入資料，

但找不到原來使用的檔案。螢幕桌面上有好幾個檔案夾，但我**完全沒有印象裡面存放了哪些資料**（P.042）。這種情況還是第一次發生，我整個人慌張不已，把螢幕桌面上所有的檔案夾一一打開，點開資料，終於找到我要的檔案。

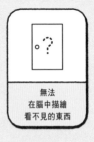

無法
在腦中描繪
看不見的東西

　　接著一邊對照紙本，想把數據輸入電腦，但眼睛一離開紙本就想不起剛才確認過的數字（P.041），我必須在資料和輸入畫面之間多次來回比對，才勉強有所進展。

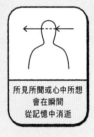

所見所聞或心中所想
會在瞬間
從記憶中消逝

　　後來，我好不容易結束一天工作，買了些東西以後才回家。到家後，我把剛買的肉和蔬菜放入冰箱，關上冰箱門。不可思議的是，**就那麼一瞬間，我絲毫想不起剛才冰了什麼東西進去，或是冰箱裡有哪些東西**（P.042），明明上一秒我才剛把食材冰進去而已……不得已，我只好再次打開冰箱，確認有哪些菜可以煮晚餐。

　　其實，最近經常發生我必須開門查看，才能了解門後的模樣，這讓我相當困擾。

半夜我因為想上廁所而醒來，沿著走廊走去廁所，**卻找不到我家的廁所在哪裡（P.042）**。這裡明明是我最熟悉的地方，但不論看哪一扇門，我都毫無印象「門的另一邊有什麼」。最後只好一一開門查看，一陣慌亂才找到廁所。

煮菜時，拿餐盤也讓人相當費神，**因為就算我看著闔上門的櫥櫃，也不清楚裡面哪個位置擺了哪些餐具（P.042）**。每次吃飯時，我必須開開關關所有櫥櫃門，令人煩躁，最後索性只用瀝水架上的餐盤。但是，後來我們把櫥櫃換新，改用可以看見內部的玻璃門櫥櫃後，這個困擾很神奇的消失了。

然後我也放棄購物時用回想的方式「有需要買的東西嗎？」，養成家用物品用完後就隨手筆記的習慣，列出「待買名單」。在廚房事先擺放便條紙，調味料沒了就立刻筆記標註。外出購物時，我一定會攜帶購物清單去，於是之後就很少像從前那樣，重複購買相同的東西。

為什麼會忘記
冰箱裡有什麼？

- 沒有印象電腦檔案夾內有哪些檔案
- 關上冰箱門的瞬間便忘記裡面有哪些東西
- 不知道門後是什麼房間
- 沒有印象櫥櫃裡放了什麼東西

其實，**這些都源自同一類型的問題。**

檔案夾、冰箱、門扉及櫥櫃都同樣的，只要開啟最外層的遮蔽，即可知曉內容物，然而一旦把外層遮蔽關起，看不見內部時，內層的內容物就成了「不存在的東西」。

當然，只要再次開啟，便能知曉內容物。因此，在與失智症共存的世界裡，打造不遮擋視野的生活空間非常重要。

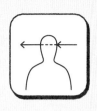

身心障礙 04

所見所聞
或心中所想會在瞬間
從記憶中消逝

CHECK | 此障礙造成的生活問題

✓ 記不住
結帳金額

即使收銀員告知金額，或是自行確認收銀機台上顯示的數字，低頭翻找錢包的瞬間，便忘得一乾二淨，而必須來回再三確認。

✓ 記不住別人
剛說過的話

完全記不住在電話中和人約好的時間地點，縱使想記筆記也無法邊聽邊寫，有文字留底的電子郵件反而讓人安心。

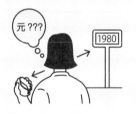

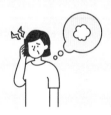

✓ 看電視時，聽不懂或記不住內容

看電視劇或電影時，影像分秒轉動，自己的記憶也分秒流失，所以跟不上故事情節，也記不住人物或地點的名稱，每當場景一變，就完全搞不清楚故事內容。

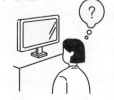

✓ 輸入資料有困難

必須一個字一個字小心的查看，否則很難把文字
或數字輸入電腦。很難在手邊資料及輸入畫面之
間來回移動視線，時常忘記數字或重複輸入。

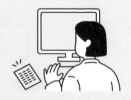

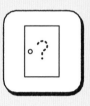

身心障礙 05

無法在
腦中描繪
看不見的東西

CHECK | 此障礙造成的生活問題

✓ 不知道衣物
收放在何處

儘管衣服總是收放在相同位置，
但只要衣櫥門關上，便完全想不
起衣服收放在何處。在找到想要
的衣服之前，不得不打開每一扇
門翻找。

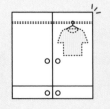

✓ 不知道冰箱裡
冰了什麼

把食材放入冰箱，門一關上，便
不記得冰箱裡有哪些東西，必須
反覆打開冰箱，查看內容物。從
櫥櫃找調味料或餐具也十分費
神。

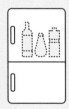

✓ 洗碗後，
無法將之收納在適當位置

清洗餐具，卻不知應該將乾淨餐具收納何處，難以做判斷。比如，不知道先收拾瀝水架上晾乾的碗盤，再放置洗淨餐具。

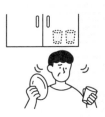

✓ 搞不清楚
哪一扇門通往
廁所

即使在自己家中，也不記得門後是什麼房間，忘記哪一間才是廁所。如果門又長得都一樣，本人會更困惑，必須把所有門打開確認，才找得到廁所。

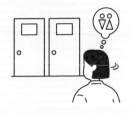

✓ 遺忘收放
存摺、印章等
貴重物品之處

忘記把貴重物品收放在哪一個抽屜，必須打開家中所有抽屜一一翻找，否則找不著。如果找不到，當事人會以為丟失，而一再重新申請存摺。

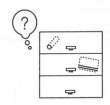

✓ 忘記自己買過的東西，
導致重複購買

以為衛生紙用完，順手買回家後才發現家中有一堆衛生紙庫存。忘記家中已有哪些用品，也沒有購買或收到物品的記憶，使得家中雜物愈積愈多。

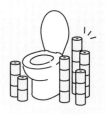

走走山丘

WANNA WALK HILLS

誰能從記憶的時光旅行中逃脫!

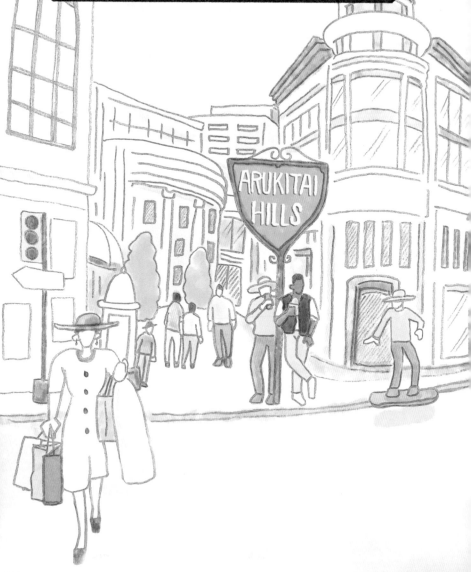

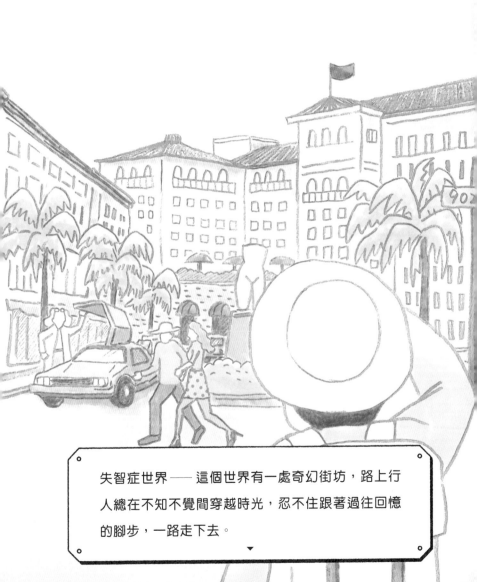

失智症世界——這個世界有一處奇幻街坊，路上行人總在不知不覺間穿越時光，忍不住跟著過往回憶的腳步，一路走下去。

▼

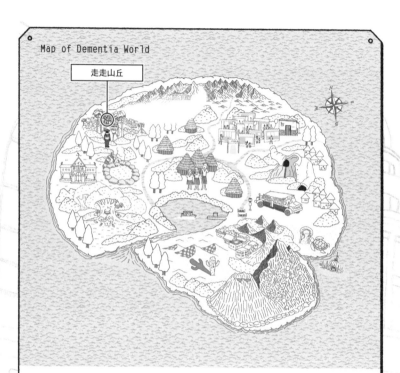

Map of Dementia World

走走山丘

走走山丘，一座位在小山丘上的高級住宅區。不可思議的是，到訪的遊客，人人口中一定念著「這裡真讓人懷念」。當你實際走在巷弄之間，心中難忘的回憶，竟一個接著一個湧現。

想當年還在當刑警時，整夜跟監的回憶；那日與絕世美女共度如夢如幻的美好時刻；想起自己踩著科學家朋友發明的飛行滑板，在空中飛來飛去，玩得不亦樂乎的快樂時光……本人就彷彿回憶中的往事正在發生似的，忘情的做出與當時同樣的行為或反應。

並非只是產生懷舊情緒，
而是真的回到過去

　　打個比方，假設你隔了許久才回老家一趟，走在熟悉的街道上，是否也曾不經意的看著路上風景，聯想起小時候的回憶：「小時候常跟朋友來這座公園玩，放學後總是會去那間店逛一逛……」

　　沉浸在懷舊思緒裡的時光，總是讓人感覺舒適、放鬆，就像正在享受一場小小的時光旅行，深藏的記憶突然生動的甦醒，引起情緒或行為的強烈波動。但是，如果哪一天，你再也分不清楚過去和現在？

旅人分享

　　今天早上我醒來以後，內心著急的想著：「糟糕要遲到了，得快點出門上班！」**加快腳步趕往十年前我上班的工作地點**（P.056），但是……我早已退休多年。

　　原本我為了趕公車，走得很急，但走著走著，**竟然忘了自己原本打算去哪裡**（P.028）。

誤把過去的
經驗或事件
當作現在進行式

無法記憶
（編碼.儲存.提取）
體驗或行為

我很困惑，一心只想回家，但當時我空手出門，也想不起回家的路，完全不知道該怎麼辦。畢竟要我開口問別人：「你知道我家在哪嗎？」這麼丟臉的事，我怎麼問得出口。我心想說不定可以找到熟悉的風景，便四處徘徊，後來遇見鄰居，成功的安全返家。

最近，我經常會像這樣，彷彿時光倒流，突然變回過去的自己，湧起一股「我必須現在出門」的想法，打開大門便衝了出去。

這種情況，不只發生在早上。吃完午餐後，我心想差不多得去買晚餐的材料，於是出門走向商店街。

其實，住附近的女兒每天都會幫我送晚餐，所以我根本不用出門買東西，但是現在**每天只要一到固定時間，我還是會念著得幫小孩準備晚餐，雙腳不由自主的走向商店街**（P.056）。

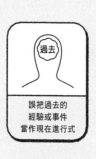

過去

誤把過去的
經驗或事件
當作現在進行式

我想，這主要也跟我多年來喜歡和店家老闆或路上偶遇的鄰居閒話家常有很大的關係。

第一間的肉舖老闆會熱絡的跟我打招呼：「今天肉很便宜喔！」下一間的魚店老闆則細數進了哪些當

季海鮮，讓人忍不住跟他討論晚餐：「不然今天來煮秋刀魚好了！」到郵局，跟櫃檯人員打聲招呼，閒聊一會兒，或是走到菜攤，和附近鄰居聚在一起各聊各家小朋友的近況，然後再慢慢走回家。雖然不知為什麼每次買完東西後我依舊兩手空空，但這點小事，我一點都不在乎。

因為，在商店街大家都跟我很熟，總是熱情的迎接我的到來。對我來說，那是每天心情輕鬆愉快的重要時刻。

就這樣，我時常穿越時空，用自己的方式走過那個年代。

雖然常常因此惹家人生氣，但我沉浸在養兒育女的回憶裡，心情上也覺得自己和二十來歲時一樣輕鬆快活，比現在更有活力。雖然無法獲得他人理解，但我有我重要的事和寶貴的回憶，所以依舊自己一人外出。

只不過，很可惜的是當有人問起我出門的目的，我自己也忘得一乾二淨，所以無從解釋原因……儘管，偶爾我也會想和家人一起散散步，一邊閒聊往日回憶。

為什麼會看似毫無目的的四處徘徊？

常聽人説：「失智症病友會到處徘徊，讓人傷透腦筋。」然而，**失智症病友並非漫無目的的四處遊走，他們會離家外出，一定是為了某個目的。**

有的人是去工作，有的人是與人有約，有的人是去購物，有的人是去聽音樂會或看戲劇表演……種種目的因人而異。而且，該行為大多和本人以往的記憶或習慣有關。

也經常有人解釋「那是因為他即使離了職，現在依舊放不下工作，對工作念念不忘」。**然而，儘管已經退休十多年，但此刻本人的腦海中，過去的記憶正被喚起，所以對他來說，每天出門上班是一件理所當然的事。**

沒錯，對本人而言，他只是實話實説。

只不過，儘管踏出家門的第一步時他帶有明確的意圖，但走著走著，有時他會忘記自己出門的目的，打算前往何處，所以時常講不出外出的理由，或是自己也百般困惑，於是在旁人眼裡，看上去就像漫無目的的四處遊蕩。

夜裡，時針指向十點，我突然萌生「差不多該回家」的想法，於是起身打理準備，在睡衣外套上外套，把錢包、智慧型手機放進背包，轉身對屋主說：「我差不多該告辭了。」但不知為何，屋主突然怒氣沖沖的抓住我的手腕：「你在說什麼啊？這是你家！」**這裡才不是我的家（P.057）**，我覺得莫名其妙，感到十分害怕。

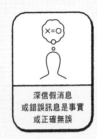

深信假消息
或錯誤訊息是事實
或正確無誤

　　那名男子其實是我的兒子，但那時我認不出來（P.085）。因為我的寶貝兒子既乖巧又富有愛心，但眼前這個男人，卻面目猙獰的不斷對我咆哮怒吼。

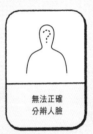

無法正確
分辨人臉

為什麼會把自己的家
當作是別人家？

這個情況，推測有幾個可能的原因。

其一，**強烈回想起以前老家的記憶，而與現行居住房子的記憶發生重疊**，因此單純覺得「這不是自己的家→夜深了我得趕快回家」。

　　其二，有時也可能是因為**出現認知功能障礙，無法辨別空間或人臉，認不出身處自己家中**（見P.076〈無臉族村落〉）。

　　另外，有時對病情發展的焦慮、孤獨感與家人關係緊張等壓力，也可能促使病友渴望回去自己最能安心的「家」。大多數的情況是由於數個因素的積累，而不是單一因素所造成。

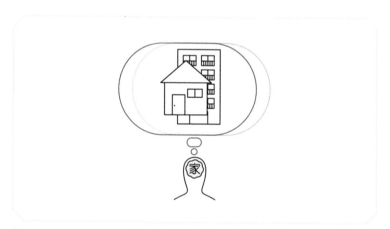

■ 以前的舊家＞現在的新家

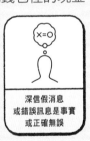

隔天我又跟兒子大吵一架。**他竟然打算把我一人丟在家裡，跟太太和小孩一起去逛百貨公司**（P.057）！平時他明明都會問我要不要一起去，這讓我覺得自己被排擠在外。雖然他口頭上說是要去買我的生日禮物，但那一定只是他隨口敷衍。

對所見所聞的內容或資訊總是採否定解釋

再隔一天，我在超市收銀櫃檯結帳時，發現原本應該裝有現金的錢包裡幾乎沒什麼錢。

回到家後，我問兒子：「你知道我錢包裡的現金去哪了嗎？」不知他是否還在生昨天的氣，冷冷的回了我一句：「不知道。」因為他這句話，讓我非常**篤定「我錢不見了急得要死，他這做兒子的甚至不肯幫我一起找，一定是他偷的！」**（P.057）。

深信假消息或錯誤訊息是事實或正確無誤

「明明就是你從我錢包裡偷拿！」即使我這麼說，他還是擺出一副不知情的模樣。我越想越覺得可疑，整個人怒火攻心，之後跟他吵得不可開交。以前我們兩個感情明明就很好，幾乎沒有對他大小聲過……

總覺得最近我經常**為了一點小事而發脾氣，要不然就是突然變得很沮喪**（P.059），似乎無法如願控制自己的情緒，所以我會盡量不讓自己太累，避免累積壓力。

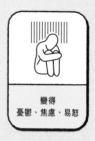

變得
憂鬱、焦慮、易怒

為什麼會認為
貴重物或現金被偷？

如果貴重物不在它應有的位置，相信不論是否罹患失智症，任誰都會懷疑是他人作為，不是嗎？

即使是本人把錢花掉導致荷包空空，但只要他腦中不存在購物的記憶，便理所當然的會認為「錢包裡有現金」。從了解事情原委的旁人角度來看，可能會覺得他在胡謅或說謊，但**在本人的記憶裡，他是實話實說**。

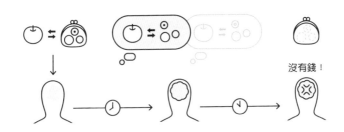

沒有錢！

■ 對本人而言，他說的是實話。

　　當一個人明明說的是實話，卻被人不分青紅皂白的指責「說謊」、「亂講」，他會怎麼想？就算他因此火冒三丈，相信也不難理解。

　　失智症有時也會導致病友出現某些症狀，諸如難以控制情緒、口無遮攔、行為衝動等，然而疾病影響並非唯一的原因，往往多半是源自人際關係的問題。

　　此外，當事情出現前後矛盾時，失智症病友似乎常會**編造一些自己可以接受的理由**，而出現類似以下的思考邏輯「**錢包不在它原來的位置→我不記得最近有拿錢包→一定是被誰藏了起來**」。這種情況，絕對不是本人在說謊，也不是他無緣無故亂發脾氣。

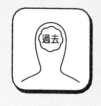

身心障礙 06

誤把過去的
經驗或事件
當作現在進行式

✔ 長時間反覆講一些無關緊要的話題

聊天時，時常跳到無關緊要的話題。雖然對本人來說，談話的內容彼此相關，旁人卻表示「跟不上他講話的步調」。

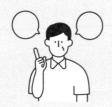

✔ 想去早已離職的公司，結果漫無目的的四處遊蕩

本人早已退休多年，但以為自己現在還在上班，每天早上時間一到，就趕著出門，但走著走著，又忘了最初目的。

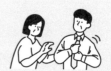

身心障礙 07

對所見所聞的內容或
資訊總是採否定解釋

CHECK | 此障礙造成的生活問題

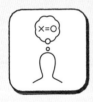

✓ 覺得被排擠，
產生疏離感

家人獨留自己一人外出購物時，感覺被排擠。即使
之後聽家人解釋是去買自己的生日禮物，也只以為
那絕對是藉口，自己被當成麻煩人物。

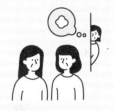

身心障礙 08

深信假消息或錯誤訊
息是事實或正確無誤

CHECK | 此障礙造成的生活問題

✓ 深信自己的錢被偷

自己領了錢，查看存摺紀錄卻毫無印象，於是
以為被人盜領。有時如果找不到錢包，會懷疑
被人偷竊，而去質問身旁親友。

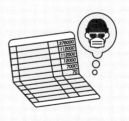

✔ 認為自己的家在別處

明明在自己家中，卻以為是「別人的家」，於是想離開「回家」。即使和家人聊天，也會突然產生回家的念頭，甚至把家人誤認為是陌生人。

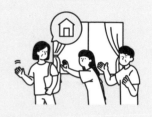

✔ 把家人或朋友誤認是別人

認不出自己的兒子，以為是陌生男子，或是將自己的好友誤認是先生的朋友。即使對方描述兩人共同的回憶，也不覺得與自己有關，想不起兩人的關係。

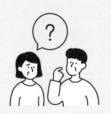

✔ 把不必要的物品視為必需品而亂花錢

聽到電視購物頻道或他人推薦商品，便認真的以為自己也非常需要，即使價格昂貴，也會毫不猶豫的掏錢，而且購買當下，心中不會泛起任何金錢上的擔憂。

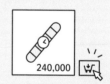

240,000

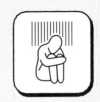

身心障礙 09

變得
憂鬱、焦慮、易怒

CHECK │ 此障礙造成的生活問題

✓ 有被害妄想，
認為他人會危害自己

認為媳婦或鄰居會欺負自己，於是惡言相向，或避不見面。儘管至今從未受過任何類似的對待，但本人就是忍不住產生那種想法。

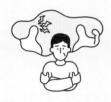

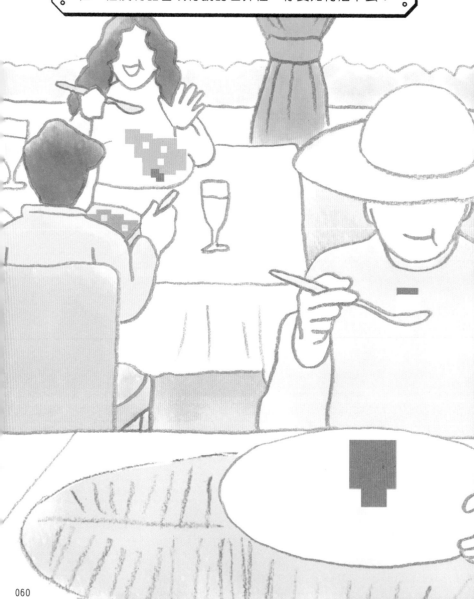

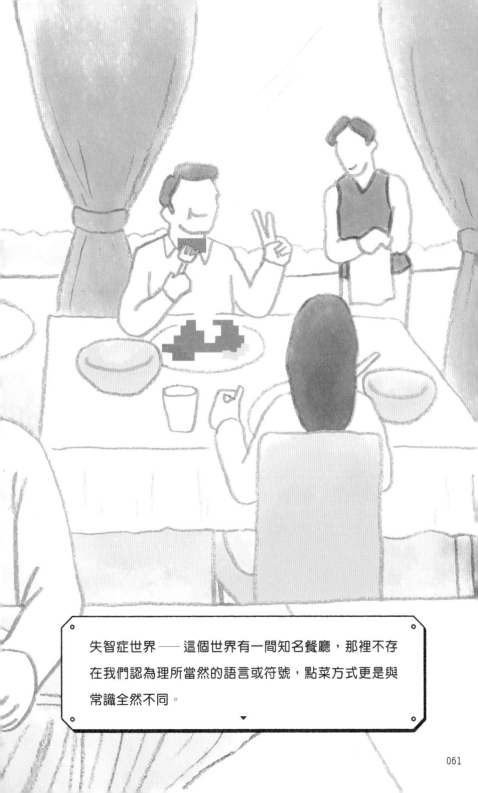

失智症世界——這個世界有一間知名餐廳，那裡不存在我們認為理所當然的語言或符號，點菜方式更是與常識全然不同。

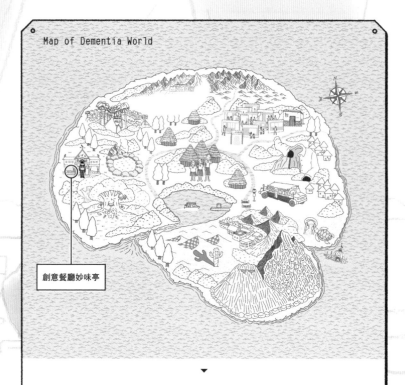

創意餐廳妙味亭

這裡是內行人才知道的餐廳。

在這間餐廳裡，餐點沒有任何文字描述，所以點菜時，大家都只講「這個！」、「那個！」。至於端上桌的料理，說不上是日式、中式或法式，總之一言難盡。

另外，這裡只會用「哇！」來形容味道。不管是什麼餐點，大家都邊吃邊笑著說「哇！」。我也跟著嚐了一口，腦中確實僅浮現「哇！」這一句話。當真是難以用言語表述的珍貴體驗。

當語言或符號
從生活中消失，
竟然會如此不便！

人們是**對所有人事物賦予語言符號，並與他人共享，來進行溝通交流**。譬如，對剛學會說話的幼兒來說，汽車叫「噗噗」，隨著年齡成長，他們對汽車的稱呼也跟著轉變成「車子」或「汽車」。

漸漸的，他們在「汽車」這個名詞範圍中，開始學會分門別類，賦予不同的符號（名稱），來表達家用車或消防車等不同用途，以及電動車或汽油車等的能源差異。

然而，語言的概念其實非常含糊。車子的英文是「car」，中文是「汽車」。然而，「汽車」在日文裡的意思是「火車」。

出國旅遊時，我們時常會遇到類似上述情況，也就是文字相同，但意思不同，有時甚至因為找不到詞彙可以精準表達自己的意思而困擾不已。那麼，如果這種情況每天都在發生呢？

最近，我時常體會到，自己多年培育下來的語言能力岌岌可危。

有一天，我用了十多年的電子鍋壞掉，決定換新。我不太會使用機器，所以選擇操作方式最簡單的機種。回到家後，我立刻著手準備晚餐，但就在我洗好米，要設定電子鍋時，「奇怪了？」電子鍋上面有三個按鍵，我卻不知道該按哪一個。

在我眼前確實有清楚標示「炊飯」的按鍵，但**我的大腦似乎無法把「炊飯」二字，和煮飯的意思做連結**（P.070）。我猜，以前用電子鍋時，大概是因為用慣了，手已經記住按鍵位置，所以是在無意識中操作。

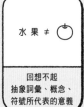

水果 ≠ 🍎

回想不起
抽象詞彙、概念、
符號所代表的意義

還有一次，我在超市怎麼找都找不到美乃滋。店內架上依照調味料、香辛料、乳製品等分類排列，**但我卻一時想不起美乃滋是一種調味料，想破頭也想不到美乃滋會擺在調味料架上**（P.070）。

這些無法將語言連結至具體意象的情況，實在是發生過太多太多次了。

我收到學生時期朋友的來信，邀請我參加同學會。信中寫著：「我們在新橋車站集合喔！」**「新橋……新橋是什麼樣的地方呢？」**（**P.072**）。我的腦中閃過各種畫面。那裡有很多學生嗎？還是充滿時尚風格？又或者是安靜的住宅區？我懷著天馬行空的想像來到新橋，但和我心中所想的樣子完全不同。

其實，類似的情況經常發生，反正我就當自己可以多體驗幾次「第一次造訪當地」的驚喜，這樣想也蠻有趣的（笑）！

無法從特定名詞
回想相關
內容或意象

為什麼無法在 標示「調味料」的商品架 上找出美乃滋？

「調味料」一詞包括砂糖、鹽、胡椒等多種項目，我們將之統整，全數歸類在「調味料」的標籤下。然而，分類的定義因人而異，且視情況而定。

而且，我們在生活中是透過各種體驗，來不斷更新擴建

語言文字的意義。我們對「調味料」這個單字的理解，剛開始可能只包括砂糖、鹽、胡椒，但隨著食物經驗的累積，或許會擴展到醬油、酒、味醂等其他無數種品項。

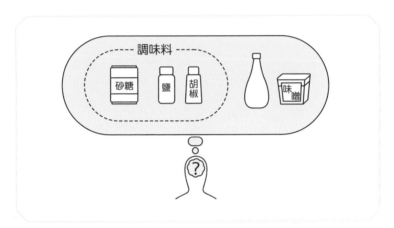

■ 不明確的分類概念。

此外，如同我們把鑰匙、存摺、印章、護照等重要物品歸類為「貴重物品」，或將內褲、襯衣、胸罩等歸類成「貼身衣物」，物品的種類愈來愈多且愈發複雜。

然而相反的，認知功能障礙可能會導致**詞彙所隱含的分類意義的意象和概念逐漸變得不明確。病友雖然可以理解「調味料＝調整味道的醬料」，卻無法從「調味料」聯想到「美乃滋」，不認為「調味料」當中包含美乃滋。**

前陣子我參加同學會，跟同學聊天時提到「我最近有去『那裡』……」、「我點了學生時常吃的『那個』……」，**用字遣詞盡是「那個」、「這個」，無法說出精準的詞彙**（P.073）。

回想不起慣用的
日常單字、國字
或符號的意義

聽朋友聊他工作上的情況，不知是否內容太過艱澀，雖然我很努力的想理解他的意思，在腦中**試圖把他說過的話重新整理組合，卻還是像有聽沒有懂**（P.074），而且我也有好多話想說，卻**不知為何說不出完整的句子**（P.075）。

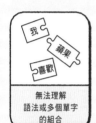

無法理解
語法或多個單字
的組合

由於我的回應時常含糊不清，最後朋友笑我是不是喝醉了，雖然當下我裝傻回了一句「是啊」敷衍過去，但那天晚上，我們的對話一直在我腦中打轉揮之不去。

無法用言語表達
自己的想法
（意見、感受）

最近我和家人說話時，也經常發生無法順利用語言表達想法的情況，還不時對他們亂發脾氣：「為什麼你不明白我的意思！」

STORY 4 創意餐廳妙味亭

儘管我自認自己是在腦中深思熟慮後謹慎的說出口，**但在他們聽來，內容似乎雜亂無章（P.075）**。

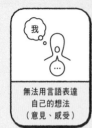

無法用言語表達
自己的想法
（意見、感受）

還有，最近我也時常看不懂漢字。我看到「仏」（譯注：日文的「佛」）這個字的時候，**總是會不自覺看成片假名的「イ」和「ム」（P.070）**，而無法念作「佛」；**看著「伊藤」的姓氏，不知為何我唸成「いふじ（音ifuji）」（P.070）**，還偷偷想：「好特別的姓喔！」

水果 ≠ 🍎

回想不起
抽象詞彙、概念、
符號所代表的意義

後來別人告訴我要唸作「いとう（音ito）」，我自己還很詫異：「咦？為什麼我剛剛唸不出來？」但那個時候我真的沒有想到「いとう」這個發音。

為什麼無法用
語言表達想法？

記憶問題，是其中一個原因。換言之，失智症病友會**不記得自己想說的內容**。

假設，當有人問他「你印象最深刻的電影是哪一部？」時，他腦中會浮現模糊的影像，但完全想不起電影名稱或演員的名字。他有印象似乎是跟眼前這位說話的朋友一起看的，卻不記得是何時、在哪裡看的。

「那個男演員有演的那部電影……那個時候，我們一起去那裡看的……對吧？」起初，他們會試圖努力表達意見，但如果不成功，幾次之後，他們就容易打退堂鼓，變得一開始就放棄溝通。

此外，也包括**單字檢索的問題**。也就是說，雖然本人**想吃蘋果**，卻說不出**「蘋果」這個字**。

據悉，人名、地點等固定名詞、數字、抽象詞彙、「調味料」或「貼身衣物」等分類單字、「儲值」、「ＡＴＭ」（自動提款機）等片假名或英文單字似乎特別困難。

最後是**造句上的難題**。我們是透過「我（主詞）＋想吃（動詞）＋蘋果（受詞）」的句型，將多個單字加以組合來創造句子。藉由單字組合的多重堆疊，把短句結合成長句，一句一句的向他人傳達自己的想法意見。

在腦中檢索多個詞彙，並將之排列組合成有意義的語順，其實是一種極為高難度的認知行為，認知功能只要稍有差池，就會變得極為困難。

身心障礙 10

回想不起抽象詞彙、概念、符號 所代表的意義

CHECK | 此障礙造成的生活問題

✓ 不會看類比時鐘

看類比時鐘時，必須跟身邊的人確認「長針是分針」、「短針是時針」，或是有意識的提醒自己，否則會看不懂。但有意識的自我提醒才能看懂時間，是一件非常費神的苦差事。

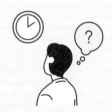

✓ 無法從貼有「貼身衣物」標籤的衣櫃中找出內褲

雖然抽屜上貼有「貼身衣物」、「襪子」、「T恤」等標籤，卻不知內褲擺在這三層中的哪一層，必須打開所有抽屜，一一確認，才能找出內褲。

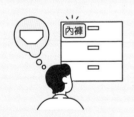

✓ 不懂如何操作ATM

ATM上有「存款」、「提款」、「轉帳」等按鍵，不知哪一個可以領錢，也不清楚操作順序，必須重複操作數次。就算臨櫃，櫃檯人員反而建議「ATM比較快」，讓人困擾無比。

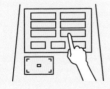

✓ 找不到 想買的東西

去商店買鹽，雖然架上掛有「調味料」、「乾貨」、「粉類」等名牌，但不知鹽擺在何處而四處尋找。如果每家店的名牌標示或分類又都不一樣，只會讓人更加困惑。

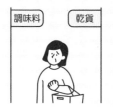

✓ 不知該搭 哪一台電梯

電梯標示「１・１３樓」及「1-7樓」，卻不清楚哪一台電梯通往六樓。如果搭電梯不小心下錯樓層，會不知自己身在何處。

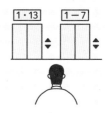

✓ 找不到電子郵件或群組

想聯繫某人時，很難從分成「家人」、「朋友」等細項的通訊錄中找出對方的電子郵件。在LINE上，無法從群組名稱判斷群組裡有哪些人。

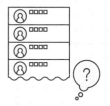

✓ 無法將單字視為一個完整的字

諸如把「仏」看成片假名的「イ」和「ム」，把「伊藤」的姓氏拆成「伊」與「藤」而讀作「いふじ」，難以將漢字或單字識別為一個完整的字或詞，也無法理解多個字詞組合後的意義。（編注：在中文世界，失智症患者無法辨識中文字詞的意思）

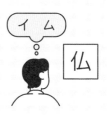

✔ 找不到所需的檔案文件

即使盯著電腦上標示專案名稱或客戶名稱的檔案夾，也不清楚檔案夾中有哪些資料，找不到原先所需的文件。

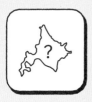

身心障礙 11

無法從特定名詞回想相關內容或意象

✔ 無法將地名與過去的記憶連結

即使聽到熟悉的地名，也無法具體想出它的地理位置，是什麼樣的地方，自己在那裡做過哪些事。去到當地，也感覺像是第一次造訪。

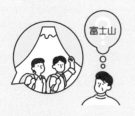

✔ 記不得名字，想不出或弄錯人名

很難記住新認識的朋友名字，也想不起老友貴姓大名，不過有時在敘舊時會回想起來，但也可能誤認成其他完全不一樣的人。

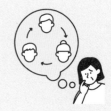

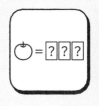

身心障礙 12

回想不起慣用的
日常單字、文字
或符號的意義

CHECK | 此障礙造成的生活問題

✓ 講話有困難，
導致談話中斷

想不起「公車」、「優酪乳」、「叉子」等日常用語，不時語塞，時常說出「那個、每天早上都會搭的那個」之類的語句，雖然可以在腦中描繪意象，但就是想不起「那個」叫什麼。

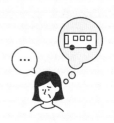

✓ 寫不出熟悉
或常見的文字

想不起字，即使看著眼前的範本，依樣抄寫，也感覺自己在畫圖。因為即使正確的字擺在眼前，也無法和自己記憶中的字連結，所以會意不過來。

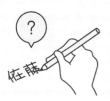

身心障礙 13

無法理解語法或多個單字的組合

✓ 無法理解談話內容

儘管認真聽人說話,但只能聽到部分零星單字,無法理解完整句子。雖然對方已經說完,也不記得內容。

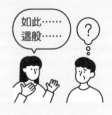

✓ 聽不懂工作程序或公家機關行政事務的相關說明

去公家機關辦事時,儘管公務人員相當有條理的解釋年金、醫療費用扣除等相關程序或所需文件,卻完全聽不懂,無法準備文件,辦理手續。

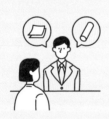

✓ 看不懂報紙的內容

雖然看得懂文字,但看完後也記不住內容,只是順著單字看下去,難以在腦中整理思考,理解其中含意。

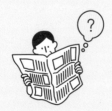

身心障礙 14

無法用言語表達自己的想法（意見、感受）

✓ **寫不出**
或表達不出
句子

即使想寫一些東西，也難以用文字統整，把想法書寫下來。想不起想要表達的詞彙，無法將數個單字拼湊成完整句子。

✓ **即使事前準備，**
也會忘記
想說的內容，
腦中一片空白

必須在工作上上台發表時，儘管已事先思考發表內容，也備齊了資料，充分準備，但實際上場時，腦中卻一片空白，忘記該說什麼。

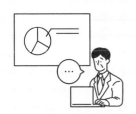

無臉族村落
VILLAGE WITHOUT FACE

在缺乏面孔符號的情況下,人們如何彼此聯繫?

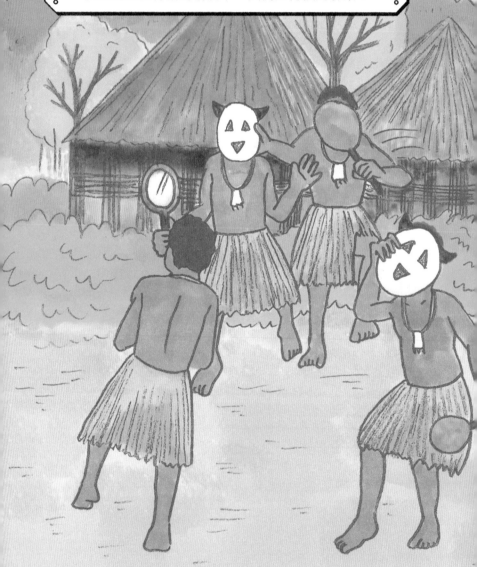

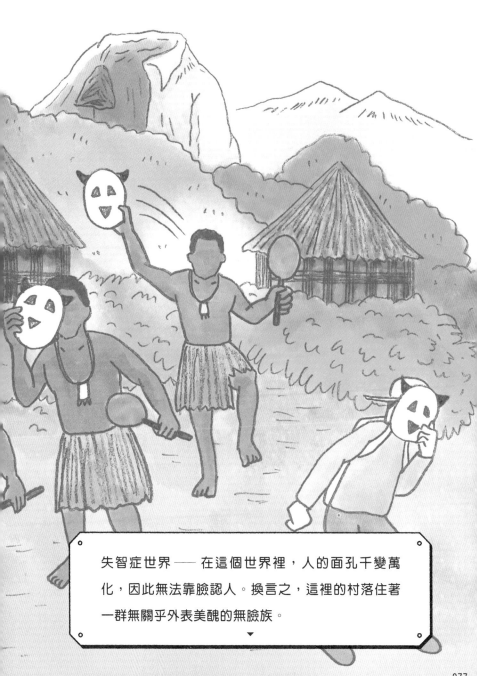

失智症世界 ── 在這個世界裡，人的面孔千變萬化，因此無法靠臉認人。換言之，這裡的村落住著一群無關乎外表美醜的無臉族。

▼

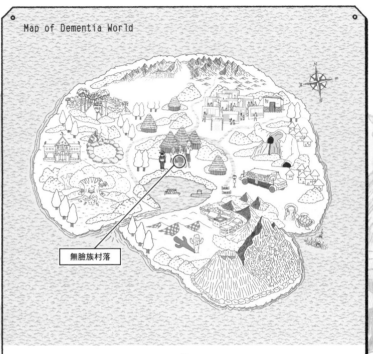

無臉族村落

一座位於島嶼中央的村落,一腳踏進,處處是驚喜!村民到處忽隱忽現,每次看他們的臉孔都有所不同,彷彿要變臉把戲一般,一個接著一個戴上不同的面具,有的甚至和自己的朋友長得一模一樣。

有時大家的臉看起來都一樣,有時明明是同一人,臉看起來卻不一樣。換言之,在這裡,臉不是決定一個人的象徵符號!村民說,他們是透過聲音、外形特徵、氣氛,以及彼此間最重要的回憶,來記憶和聯繫彼此的關係。

人臉辨識
其實困難重重

　　總覺得這個人好眼熟，似乎在哪見過，但又不太確定，不知道他是誰，抑或想不起他的名字……相信每個人都有過這樣的經驗。有時人們也會在閒談中不經意聊到，某人擅長或不擅長記憶人的面孔或名字這類話題。

　　正確識別人臉的能力，看似簡單，其實涉及許多極其複雜的資訊統合，是一種非常高難度的認知功能。

旅人分享

上班時，我收到通知有我負責的客戶來訪，於是前往迎賓櫃檯，但**我卻不知道哪一位是我認識的客戶**（P.085）。

　　我請櫃檯人員指引，與來訪客戶接洽後，總覺得哪裡不太對勁：「他的臉長這樣嗎？」而且每當我移開視線，稍微查看手邊資料，再轉回看向客戶，**每次都覺得他的臉看起來不太一樣**（P.085）。

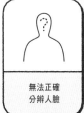

無法正確
分辨人臉

還有，有一天我在上班路上，一名陌生男子從背後向我搭話，「我跟他很熟嗎……」我一邊心想，一邊客氣的以笑臉回應，後來同事跟我說：「早上你跟大老闆似乎聊得挺開心的。」自己也嚇了一跳。

我雖然從聊天內容推測他應該是同一間公司的人，**但沒想到竟然是大老闆**（P.085）。既然同事說「似乎聊得挺開心」，那我應該不算失禮，心中不禁鬆了一口氣。

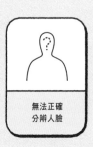

無法正確
分辨人臉

從那以後，如果我在上班時間認不出自己要找的人，我會立刻詢問附近的同事。也就是我決定放棄利用大腦內部的記憶裝置來記憶或回想人臉，乾脆在需要的時候，尋求他人協助。那感覺就像自己的智慧型手機容量已滿，無法進一步儲存相片，轉而利用雲端儲存服務。

起初我會因為記不住而感到沮喪，但後來稍微改變心態，試著尋求身旁朋友或家人的協助之後，我不再害怕問人。大家都很願意伸出援手，而且我發現，自己獨自一人難以搞定的事，尋求他人協助，兩三下便可輕鬆解決。

雖然我無法從臉部認出主動向我搭話的人是誰，

但有時也能從談話內容，慢慢回想起他和我的關係。還有，我後來都會和第一次見面的人說：「我想下次見面我應該不認得你，但請別在意，歡迎隨時找我聊聊。」

最近，我不僅認不出公司同事，還漸漸想不起共同生活多年的家人或老友的長相。這件事讓我很難過，但不可思議的是，我們一起共度的回憶並沒有褪去。

相反的，有幾次我走在路上，因為**把路人誤認是認識的朋友**（P.085），很開心的跟對方打招呼，結果是完全不認識的人，對方露出一臉莫名其妙的表情。我大概被誤以為在搭訕了吧（笑）。

有一段時間，我想至少不要忘記自己負責的客戶和經常見面的親朋好友的面孔，特地做了一本相簿，把每個人都標上名字，並經常拿出來翻閱，但我無法將照片上的臉孔和眼前的人物連結在一起，所以只好放棄。看樣子，平面照片中的臉孔和立體真人的臉孔，在我眼裡看上去似乎有些微的不同。

話說，我看電視劇也**無法分辨演員的長相**（P.085），所以乾脆不看了，但前陣子我發現一件有

趣的事：看卡通時，我竟然可以清楚區分兩個外表神似的女性角色，而且不會搞混。不得不說，人臉辨識能力真的很特別。

為什麼會
認不出熟客的長相？

本章開頭曾提到，「正確辨識人臉是一種非常高難度的認知能力」，那麼分辨人臉這個看似簡單的行為，究竟有何難處？

第一，我們不會像看卡通人物那樣，把人臉看成「二維」的物體。我們在現實中看到的臉部，有凹進去的眼睛、隆起的鼻子等起伏。換言之，臉部是一種會隨著方向或光影而改變視覺呈現的「三維」資訊。也因此，人臉辨識會是比**看卡通或照片更高難度的行為。**

在旅人分享中，附照片的名簿之所以沒有幫助，正是因為「現實生活中的３Ｄ臉孔」與「照片中的２Ｄ臉孔」不一致所造成。

另一個原因，是因為**在整合多項資訊時出現困難。**姑且

先不論是否罹患失智症，我們究竟是如何辨識人臉？根據專家研究，其實**臉部的辨識主要是根據眼鼻口的相對位置，而非各部位的細部形狀。**[*]

　　舉一個最典型的例子。在益智節目中，有一道題目是「從臉部的某個部位猜測是哪個諧星」。只不過，不論特色多麼強烈，光憑題目的眼睛，參賽者無人知曉答案，但是當他們得知眼鼻間的相對距離時，答對的人便愈來愈多。

　　然而，儘管失智症病友可以辨識眼鼻口等各個部位，卻可能難以將之整合成一張完整的臉部，來進行判斷與辨識。

即使五官相同，僅只相對位置的差異，也會看起來像完全不一樣的人。

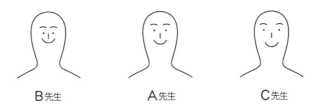

B先生　　　　A先生　　　　C先生

■一個人的印象會因五官關係而有所不同。

　　那麼，正如旅人分享中所提：「雖然我無法從臉部認人，但有時可以從談話內容慢慢回想起他和我的關係。」這

---

[*]　山口真美（二〇〇四年，十二月）。臉部五官辨識之特殊性及其成立過程。《映像資訊媒體學藝誌》，58（12）。

又是為什麼呢？

曾有研究以同學會進行實驗，結果相當耐人尋味。

實驗內容是事先請畢業二十五年後出席同學會的成員拍攝照片，然後要求其他未出席的同班同學指認照片人物是以前班上哪位同學。結果，儘管經過了二十五年，大家的容貌早已有所改變，但那些缺席的同學卻能以相當高的準確率猜測並指認同學現在的容貌。

然而，以與同學會毫無關係的人作為受試者，對他們同樣出示同學會上拍攝的照片及二十五年前的照片時，準確率則非常低。

換言之，儘管在照片上，二十五年前的照片和現在照片看上去差異極大，但對實際見過面、說過話、共度過時光的受試者來說，在他的大腦中有更多的記憶可供檢索，因此可以判斷照片是否為同一人物。

人不單單只是透過臉部、姿態或外形的記憶，而是在腦中提取、對照各種資訊來判斷眼前的人是誰。

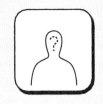

身心障礙 15
無法正確分辨人臉

CHECK | 此障礙造成的生活問題

✓ 把路上行人 看成熟人

走在路上，有時會把周圍行人都看成是自己認識的人；也曾以為是熟人而跟對方打招呼，結果是完全不認識的人，嚇得對方一臉莫名奇妙。

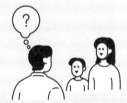

✓ 認不出家人 或親朋好友的 長相

認不出家人或多年好友的長相，即使把名字寫在筆記本上反覆複習或看照片，也依舊無法比對。

✓ 分不清電視劇 演員的長相

無法分辨演員的長相，無法理解故事內容。場景一改變，就分不清是否為同一人物，但可以辨識卡通人物的臉部。

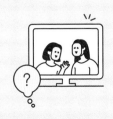

✓ 記不住或 認不出客戶的 長相

記不住剛認識之人的臉孔，即使筆記上寫著眼鏡、鬍子等個人特徵，和照片比對，也依舊無法與眼前真實人物對照在一起而遺忘客戶的長相。

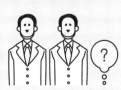

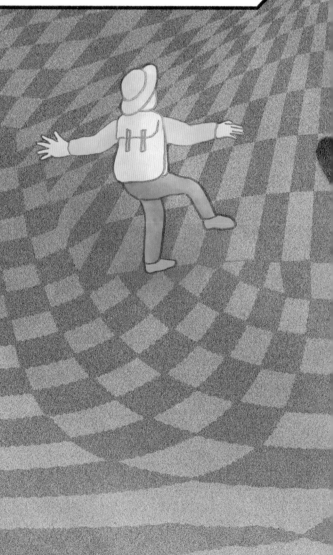

錯覺沙漠

ILLUSION DESERT

彎來彎去讓人暈頭轉向！突如來襲的驚駭迷宮！

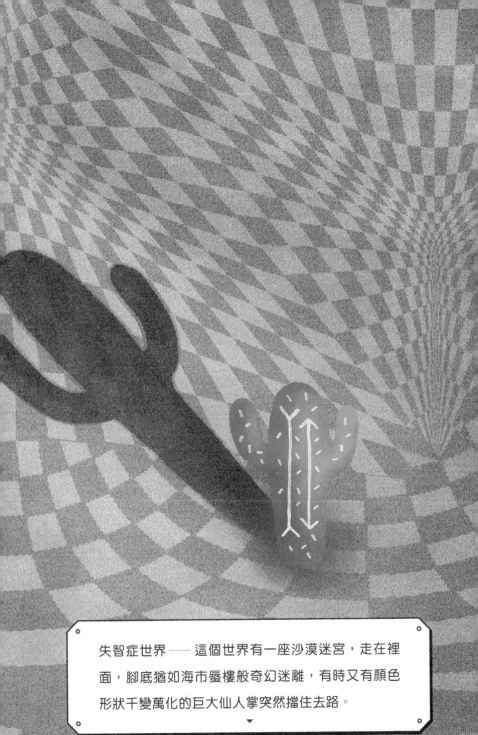

失智症世界——這個世界有一座沙漠迷宮，走在裡面，腳底猶如海市蜃樓般奇幻迷離，有時又有顏色形狀千變萬化的巨大仙人掌突然擋住去路。

錯覺沙漠

至今，已有無數探險家挑戰橫越這座沙漠，但遇難者也同樣不計其數……

一望無際的沙漠，隨著步伐的前進，愈容易遇到意想不到的風景。幽暗深邃的深谷彷彿要把人吸進去，出現在炙熱荒野中的巨大水潭，然而此地既無河川也無降雨，水源從何而來？不可思議的是，無論地理學家如何努力調查，始終無法解開這個謎團。凡是到此一遊的旅客，個個舉步艱難，呆若木雞，因為他們不知道下一步，會發生什麼事。

生活中逐漸充滿
各種幻視藝術

走在車站或商業大樓裡，偶爾你是否會覺得，鋪著幾何圖形瓷磚的地板，讓地面看起來凹凸不平？

這種眼睛或耳朵沒有異常，卻看到或聽到與實際情況不同的現象稱為「錯覺」。

譬如，在山路上開車時，有時會因為車身偏往意想不到的方向而慌亂著急，這也是因為在左彎時，視覺上會覺得左彎車道寬敞，右彎則覺得右彎車道寬敞所引起的錯覺。因此，駕駛人自然會往看似寬敞的內彎道偏移，導致如果在下一個彎道的過彎角度比預期中更大時，變得驚慌失措。

是的，存在於我們眼前的世界，和我們所感知的世界本來就不一樣。

旅人分享

這也是一種「錯覺」嗎？

最近發生了一件事，就是我變得無法分辨眼前事物的大小。有一次我搭電車，到站後想

下車時，**突然覺得電車和月台之間距離非常遙遠（P.095），彷彿隔著一個一直延伸到很深很深谷底的巨大間隙（P.146）。**

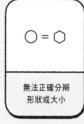

無法正確分辨
形狀或大小

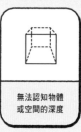

無法認知物體
或空間的深度

然而周圍乘客卻魚貫下車，彷彿那裡不存在任何間隙。我害怕至極，但眼看車門就要關上，於是牙一咬跳了出去，緊張得心臟狂跳。

事後回想，那深邃幽谷般的黑暗，不過是電車與月台的間隙……在那之前，這麼一丁點的間隙，只要留意一下就能輕鬆下車，但那一天，我就是莫名感覺月台間隙十分巨大。

總之，我的視野有點奇特，後來我找到一個上下電車的小訣竅──在心中鼓勵自己：「我跳！」然後跟著內心的聲音一起下車（笑）。別人可能會想：「就這樣？」但對我來說還蠻有效的。

當我愈是謹慎小心，專注在月台間隙，反而愈會在意它的寬度，但用「我跳！」這種玩笑方式，身體反倒意外聽話。

真想不到我竟然能想到這麼有趣的點子，希望以後還能想出更多不一樣的攻略手法。

為什麼電車與月台間的狹窄間隙會看似深邃幽谷？

人是從眼睛傳入的二維外觀讀取物體大小、陰影的投射方式、物體運動等與距離或深度有關的資訊，再根據這些資訊，於大腦中創建三維空間，辨識眼前的物體究竟是何物。

例如，物體「**從我所在位置看起來很大→所以和我距離很近**」，或是「**從我所在位置看起來很小→所以和我距離很遠**」。

一般認為，「電車與月台間隙看似深谷」是因為**大腦在將視覺傳入的二維資訊轉換成三維訊息的過程中存在某些問題**。因為大腦無法正確辨識眼前的實際距離或深度，使得月台間隙看起來十分寬廣。

下車後，我走了一段路來到商店街，不過我發現這條商店街也有些不太對勁。

當我走在人行道上時，地面竟然扭來扭去的亂動（P.095）。我邊走邊提心吊膽，很怕隨時會被絆倒，但當我停下腳步，仔細觀察發現那不過是黑白磚交錯排列罷了。

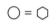

○ = ⬡

無法正確分辨
形狀或大小

之前我住在一間飯店，也發生過類似情況。那間飯店最近剛蓋好新開幕，內部裝潢以白色為基底，十分明亮，不但地板是白色，牆面、門扉也全是白色，就連家具也統一成白色系列。

我**分不清楚從哪裡開始是地板、哪裡是牆面**（P.096），好幾次差點撞上牆壁。走進洗手間，真是驚為天人，整間雪白的設計，搭配全白馬桶，**我真的不知道該坐在哪裡才能上廁所**（P.096）。

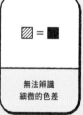

▨ = ■

無法辨識
細微的色差

另外，飯店玄關鋪陳光亮的大理石，但對我來說，**那就像一大片水灘**（P.096），很怕自己走在上面會不小心滑倒。

> 當我好不容易走到門口，結果**腳下竟然有一個坑洞（P.096）**！朋友看我一臉驚恐，出聲詢問：「你怎麼了？玄關地墊哪裡不對嗎？」我腦中一片混亂：「什麼？你說這是地墊？我怎麼看都覺得好像一個坑洞……」

為什麼會把玄關地墊看成一個坑洞？

當人們要採取行動時，會歷經以下步驟：*

① 透過眼睛或手部等器官「感知」外界資訊
② 辨識資訊內容，根據過去的記憶、知識及經驗進行「判斷」
③ 再根據判斷，採取「行動」

我們的大腦便是透過一遍又一遍重複「感知」、「判斷」、「行動」的步驟，來累積經驗及知識，並隨知識經驗的累積，讓我們的生活得以過得愈順利。

研究指出，上述步驟中①與②其中一者或兩者發生故障

---

* 池田文人（二〇〇九年，一月）。《視覺資訊的處理和利用：5.錯視及其資訊處理模型》。資訊處理，50（1）。

時，會在日常生活中引起各種問題。

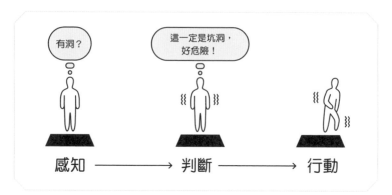

■ 認知及判斷的錯覺是如何發生？

　　本篇旅人分享中提到「別人說是玄關地墊，但我怎麼看都像是坑洞」的情況是在視覺感知資訊的步驟中，在步驟①的視覺資訊處理——也就是「看成坑洞」——發生故障，使得從視覺進入的二維訊息無法順利轉換成三維訊息，因而看起來像一個坑洞。

　　即使感知階段（步驟①）發生故障，但只要可以在判斷階段（步驟②）確認資訊，就不會產生問題。許多人即使在一瞬間覺得看起來像坑洞，但他們可以根據以往的知識經驗，判斷「玄關不可能會有洞」。

　　然而，由於失智症病友可以仰賴的知識經驗等記憶已經變得模糊不清，所以避免不了錯認成坑洞的錯覺。

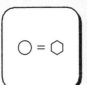

身心障礙 16

無法正確分辨
形狀或大小

CHECK | 此障礙造成的生活問題

✓ 無法從 大小差異 分辨硬幣

日圓的一元硬幣和一百元硬幣都
是銀色，雖然可從大小辨識，但
失智症病友無法立刻辨別大小。
即使本人已經非常努力的仔細觀
察確認，還是會弄錯。

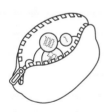

✓ 因為些微的高 低差異與間隙， 而不敢搭乘 大眾交通工具

害怕月台與電車間的間隙，或公
車與地面間的高低落差，而不敢
搭乘交通工具。覺得兩者間的距
離遙遠，需要做好跳下去的心理
準備。

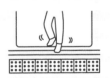

✓ 地板的圖案看起來凹凸不平

如果地板上有複雜圖樣，病友會感覺地面凹凸
不平，好像快跌倒。有時還會把黑色地毯看成
坑洞，將光滑地面看成水灘，甚至把植物花樣
看成是真的植物。

身心障礙 17

無法辨識
細微的色差

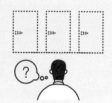

CHECK | 此障礙造成的生活問題

✔ 無法區分地板、牆面與門扉

走廊的地板與牆面如果顏色一樣，病友會分不清兩者的邊界；如果門又和牆面相同顏色，更是分不清哪裡是門，而一味的拍打牆壁。

✔ 不會開門

門與門把兩者顏色如果相近，病友會找不到門把的位置，而不知該握哪裡。另外，開門有向前推、往後拉、左右滑動等多種方式，使得病友不知如何出力，不會開門。

✔ 無法從顏色差異分辨硬幣

日圓的五元硬幣和五十元硬幣都有開孔，因此只能靠顏色區分，但病友難以分辨，經常弄錯。即使本人已經非常努力的仔細確認，還是會搞混。

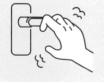

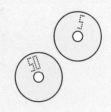

分不清馬桶的位置

如果地板和馬桶都是白色，病友會感受不到馬桶的立體感，不知該坐在哪裡，必須利用觸覺來確認，否則會不小心坐到地板上去。如果馬桶蓋也和馬桶一樣顏色，會難以分辨馬桶蓋到底是掀起還是蓋著。

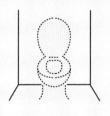

百變溫泉

SEVEN CHANGE HOT SPRING

熱水滑溜溜，冷水冷吱吱……你要試試自己的運氣嗎？

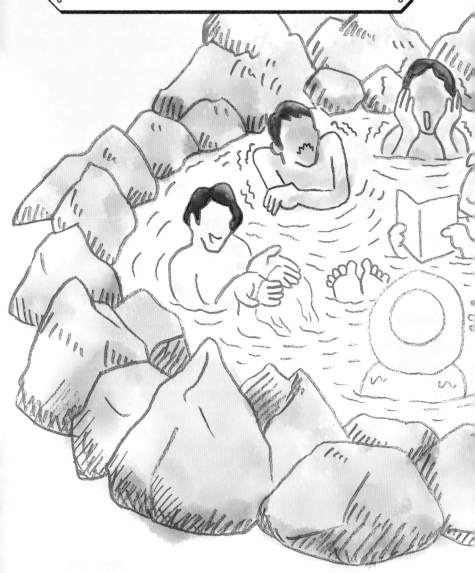

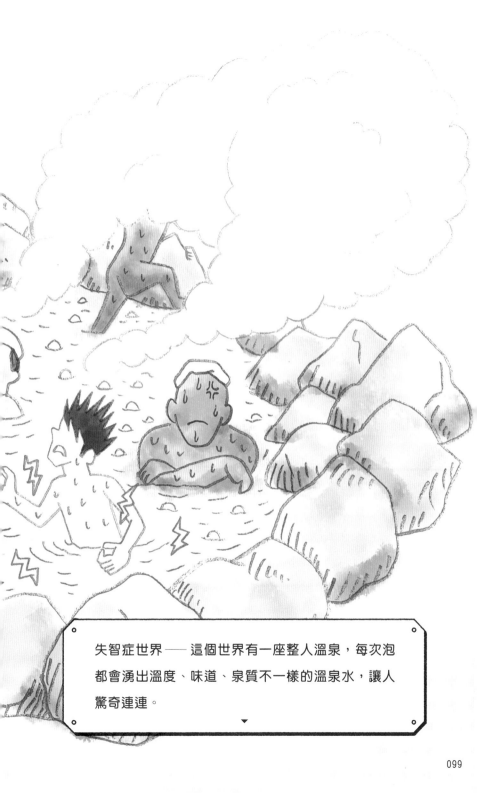

失智症世界——這個世界有一座整人溫泉,每次泡都會湧出溫度、味道、泉質不一樣的溫泉水,讓人驚奇連連。

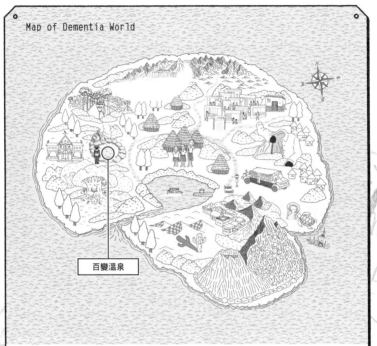

Map of Dementia World

百變溫泉

在這個世界，溫泉也是大受歡迎的旅遊景點。百變溫泉的泉水，有時溫度適中，泉質滋潤，讓人身心同時放鬆；有時是帶有氣泡的碳酸質感，帶點刺激性，提振精神，讓人神清氣爽。如此變化多端的溫泉，讓旅客滿心期待每次都能同時享受多重驚喜，療癒旅途上的疲憊。

但有時一腳才剛踩進池裡，就被燙得不由自主的往外跳出去。只不過，湧出的泉水真的有可能會發生變化嗎？

澡盆是
所有感官的大熔爐

一會燙，一會冷，一會濕潤，一會刺激……百變溫泉的泉質，真的每次泡都不一樣嗎？答案是否定的。**真正發生變化的，是人泡在池子裡的「身體感覺」。**

每個人都會因為季節、早晚等時間差異，以及當時的情緒和身體狀態，而對周圍環境產生不同的感受及看法。

提不起勁的早晨，總讓人覺得視野模糊；和親密愛人一起用餐，所有食物無形中都變得特別美味；一旦開始覺得房間有異味，就連一點小小的味道，也會讓人十分在意，而感覺味道越來越重。而且多數時候，那是一種只屬於自己的感受，很難讓其他人明白。

旅人分享

我有一個煩惱，就是旁人無法理解我對洗澡這件事情的感受。

有一次我在家洗澡時，遇到一段很奇特的經驗。和往常一樣，我將泡澡水設定在三十九度，但那

天泡澡時，感覺和平時不一樣。

總覺得熱水黏膩（P.109）。我沒有放入浴劑，但總覺得有東西黏在身上，感覺很不舒服，我忍不住，只好早早結束泡澡，用淋浴沖洗身體。

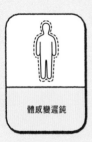

體感變遲鈍

我心想：「難道是洗浴室時，清潔劑沒有沖乾淨嗎？」問先洗澡的女兒，她有些疑惑的回道：「不會啊？」

隔天洗澡，我不再有那種感覺，但另一天又同樣出現黏膩感，又有時我會**感覺熱水太燙，或是相反覺得太冷**（P.109），心中感覺不太對勁。我以前很喜歡泡澡，但在歷經這些事情之後，總覺得很懶得泡。

最近，我決定根據身體狀況來調配洗澡的時間或方式，讓自己可以像以前一樣享受沐浴時光。多年來我都習慣晚上泡澡，但心想沒必要為了洗澡忍受不愉快的感覺或溫度。

所以，後來如果我在晚上泡澡時感覺不舒服，便會立刻起身離開浴缸，改成隔日早上泡澡，或只用淋浴沖洗。

為什麼會變得
討厭洗澡？

時常聽照護者表示，失智症病友不願意洗澡。

然而，「不想洗澡」這種有時會讓人以為是「對照護的抗議」的反應背後，其實包含了諸多原因。

有的人因身體感覺障礙而**感覺水溫非常燙**，有時甚至會在澡盆中**感到黏膩感等令人不舒服的感覺**。有的人則可能因為空間認知及身體功能等問題，導致穿脫衣物困難（見P.136〈衣袖隧道〉），但不願意接受他人協助。有時也可能是**認為「自己才剛洗過澡」的時間感覺偏差**（見P.124〈時間宮殿〉）**或記憶混淆**（見P.044〈走走山丘〉）。

因此，光是一個「浴室」場景，便可能因每個人身心障礙的不同，而遭遇各種不同問題，使得周圍的人難以理解，也是導致生活困難的原因之一。

感覺的變化，不單只會出現在泡澡這件事情上。

在假日早晨，悠閒的替自己泡一杯手沖咖啡，沉浸在滿室的咖啡香氣中，曾是我最大的樂趣之一，但現在我再也聞不到咖啡香。

從前，我還很挑咖啡豆，經常試喝比較不同的豆子，但最近，<u>**不管我喝什麼咖啡，都嚐不出味道**</u>（P.110）。還有，我在早餐烤吐司時經常失敗。

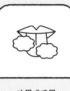

味覺或嗅覺
變遲鈍、失靈

早上起床，即使睡眼惺忪的把吐司放進烤箱烘烤，然後跑去洗臉、換衣服、整理儀容，只要聞到麵包香氣，大多可以意識到「吐司快烤好了」。但是，我現在聞不太到味道，所以無法用嗅覺感受烘烤的程度，<u>**就算烤焦了，我也聞不出來**</u>（P.110），所以除非我看到冒黑煙，否則完全無法察覺。

另外，我做菜時都會試味道，但最近時常會<u>**覺得不夠入味**</u>（P.110）而煮過頭，或是加太多醬油及味醂，調味變得很奇怪。

為什麼味覺或嗅覺
變異常？

　　人透過舌頭、鼻子等器官感覺味道和氣味，再將之傳遞至大腦，感知「甜」、「酸」、「好聞」。

　　當這些感覺器官受損時，會對味道或氣味變得不敏銳，也可能相反，變得過度敏感。有時似乎也可能因**感覺器官功能的失調，而感知到不尋常的味道或氣味**。

　　如同我們聞到潮水的鹹味，可能會喚起去海邊游泳的記憶；喝著溫熱的味噌湯，腦中可能會浮現家人的影像，**味覺及嗅覺都與記憶關係密切**。

　　當味覺／嗅覺與記憶間的神經迴路出現問題時，可能會使人們難以重現他們記憶中的「美味」。

旅人分享

　　某年夏天我和朋友去咖啡廳吃飯。一進店裡，我就覺得店內好冷，急忙從背包拿出罩衫披上。跟朋友說：「不覺得這間店**冷氣開太強了嗎？（P.111）**」朋友擦了擦額頭上的汗水回答：「會嗎？我覺得有點熱呢！」

像這樣，**當大家都喊熱，只有我冷得發抖，或是反過來，其他人說好冷，我卻感覺熱得冒汗**（P.111）的情況經常發生。

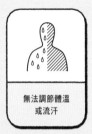

無法調節體溫
或流汗

所以，現在不管天氣冷熱，我都穿可以立刻穿脫的衣服，或是背包中隨身攜帶外套或披肩。

還有一次，我跟朋友打網球，差一點中暑。雖然我有帶水壺，**但沒有「想喝水」或「口渴」的感覺**（P.109），結果不知不覺中，我在沒有補充水分的情況下，在烈日下持續運動。當我感到一陣暈眩時，才發現自己出現脫水症狀。

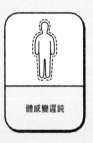

體感變遲鈍

朋友相當擔心，於是我告訴他們：「最近我不太會感覺口渴。」所以從那次以後，他們會積極主動喊停：「我們休息一下，喝點水吧！」

自從我了解自己對外界的感覺發生變化後，比較能視情況靈活應對，而且如果事先告知周圍朋友，他們也會不著痕跡的對我多加關照，讓我變得更輕鬆，減少了許多不便的情況。

不過，當我們從家裡開車出門才出發沒多久，我**突然尿急想上廁所（P.109）**的時候，還是挺困擾的。

我們幾分鐘前才離開家門，所以家人有點生氣：「為什麼你剛才不去上廁所！」但是數分鐘前，我沒有任何尿意啊！

上廁所
為什麼會不小心失敗？

來不及上廁所可能也是由於**身體感覺遲鈍所造成。**

一般情況下，我們不會去特別意識，但其實人體中有一種「**內臟感覺**」，讓我們產生飢餓、口渴、尿意等生理反應。當內臟感覺無法順利運轉時，我們便感受不到「好像有點想上廁」的細微變化，導致尿意可能突然來襲。忘記補充水分而中暑，也是出自相同原因。

此外，上廁所失敗還有許多其他可能因素，至於每個人是因何種因素所造成，則又因人而異。

忘記何時上過廁所（見P.016〈神祕巴士〉）；無法提早去廁所（見P.098〈百變溫泉〉）；無法想像門後的模樣，找不到廁所而失禁（見P.032〈白茫溪谷〉）；在家或購物中心等室內空間裡，不知道廁所位置，找不到標示（見P.150〈2D銀座商店街〉）；馬桶和地板都是白色，無法分辨馬桶的位置（見P.086〈錯覺沙漠〉）。

也因此，我們可採取的措施，也會根據造成的原因而有所不同。

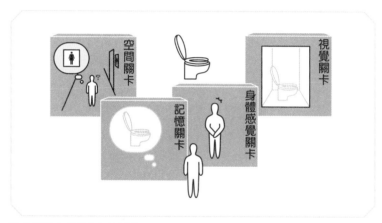

■ 來不及上廁所的各種因素。

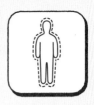

身心障礙 18

體感變遲鈍

CHECK | 此障礙造成的生活問題

✓ 對洗澡水溫度感受不一，感覺熱水黏膩

洗澡時，病友有時會覺得水太燙或太冷，對溫度感覺不一，有時也會覺得熱水黏膩而感到不舒服。

✓ 不知適時補充水分

雖然會在天氣炎熱或運動時提醒自己經常補充水分，但因為不覺得口渴，所以總是會不小心忘記，而不小心中暑。

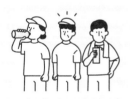

✓ 來不及上廁所

平時不太有尿意，但有時會有強烈尿意突然來襲，忍受不住而急忙衝向廁所，也完全記不得自己之前何時去過洗手間。

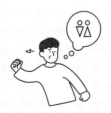

身心障礙 19

味覺或嗅覺
變遲鈍或失靈

CHECK | 此障礙造成的生活問題

✓ 不知如何調味，
　調味偏淡

因為嚐不出味道，所以做菜時不知如何調味，常被家人抱怨「味道太淡」。相反的，也可能加太多調味料或醬料。

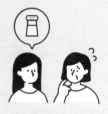

✓ 聞不到
　食物的味道

即使眼前有一杯剛沖好的咖啡，也聞不到咖啡香氣。此外，也感受不到過期食品或鮮度下滑的魚腥味。

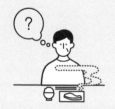

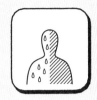

身心障礙 20

無法調節
體溫或流汗

CHECK | 此障礙造成的生活問題

✓ 覺得冷氣或暖氣太強，
身體不舒服

覺得冷氣太強，讓人渾身發抖；相反的，有時
現場明明溫度適中，卻覺得很熱，不斷流汗，
外出時相當苦惱。

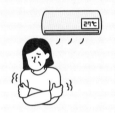

幻象森林
PAREIDOLIA FOREST

眼前風景，其實只有你看得見？

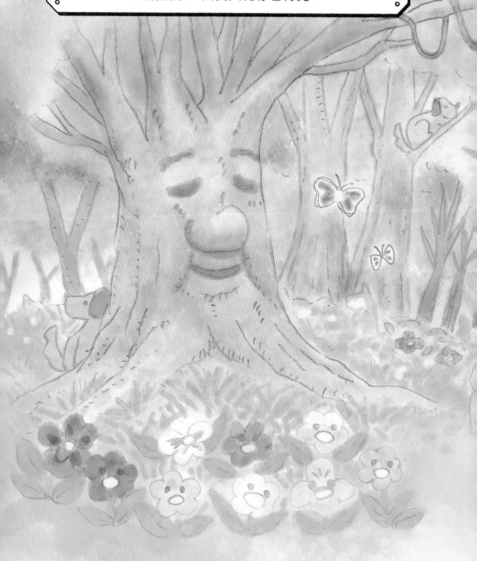

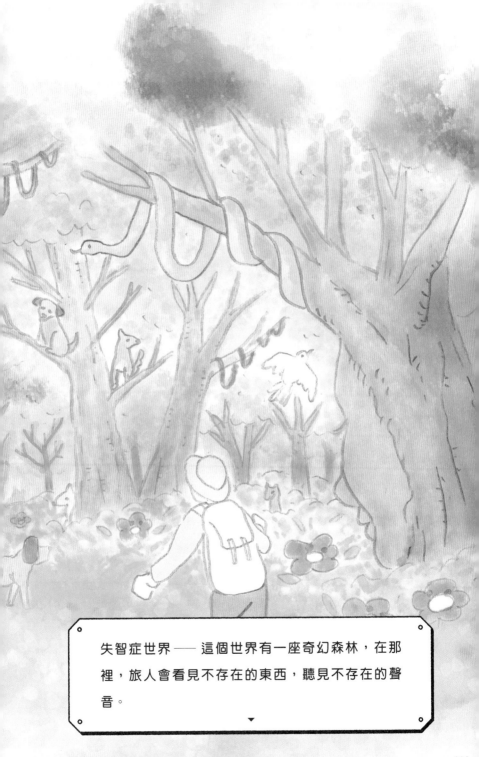

失智症世界 —— 這個世界有一座奇幻森林,在那裡,旅人會看見不存在的東西,聽見不存在的聲音。

▼

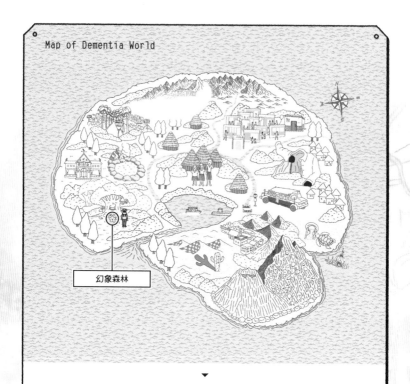

Map of Dementia World

幻象森林

從百變溫泉就可以望見這座水源豐沛、綠意盎然的
森林，乍看下猶如人間仙境。走入森林探險，放眼
望去，竟然看到長得神似人臉的「人臉樹」……

不光如此。突然，天空飛來一隻從未見過的鳥類，
色彩繽紛，宛如一道飛翔的彩虹；應該無人居住的
森林，卻傳來美妙歌聲；樹枝像動物一樣開始四處
移動……

這裡簡直就像是童話世界，如此美景，不是只有我
一個人看見……吧？

有一些東西，
只有我能看見

我想，應該有不少人曾經在小時候，因為覺得木板牆上的紋路看起來像人臉，結果晚上害怕得不敢去上廁所。

這並不是什麼特別奇怪的事，有時月亮看起來像有一隻兔子在上面搗年糕，有時自動販賣機旁邊開著兩個大圓孔的垃圾桶看起來像一隻青蛙。這類**從物體上看到人臉或動物姿態的現象稱為「幻想性視錯覺」**（pareidolia），這可是想像力豐沛孩子的拿手絕活……

旅人分享

最近，我經常發生一些奇妙的體驗，無法用「有些東西看起來不一樣」這麼簡單一句話來解釋。

有一次，我和朋友去健行，**森林裡有好多隻小狗**（P.121）。「為什麼這種地方會有小狗？」我覺得奇怪，於是詢問朋友，結果他一臉詫異：「小狗？在哪裡？」

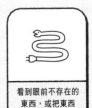

看到眼前不存在的東西，或把東西看成其他物品

後來我們重振精神，走在一條呼吸會稍微急促的陡峭山路上，這回**飛來我從未見過的飛蟲**（P.121），停在我眼前。那隻蟲身上長了長長的觸角，色澤烏黑光亮，和獨角仙差不多大小，但我從來沒有看過這樣的昆蟲。「難道我發現新品種昆蟲了嗎？」一時間我不禁情緒高昂，但在剎那之間，飛蟲便突然從視野中消失。

　　在那之後，我在日常生活中有時也會**看到昆蟲或貓**（P.121），但每當我提起，身旁的家人就會生氣的怒罵：「沒有那種東西！」搞得雙方莫名其妙，大吵一架。不然你説，現在在我眼前玩耍的這隻貓咪，不是貓是什麼？這類奇妙的體驗，並不只限於「看見眼前不存在的東西」。

　　有一次，我看到**原本已經停好的車子，突然自己動了起來**（P.122）。那時，我才剛把車子停在餐廳停車場，走向餐廳沒幾步。

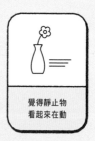

覺得靜止物
看起來在動

　　「糟糕，我忘了拉起手煞車！」我緊張的趕回車子旁邊，但引擎已經確實熄火，手煞車也穩妥的待在它停車時應在的位置上。當時同行的朋友訝異的看著我：「怎麼了？」我回答：「就想檢查一下！」我設法敷衍過去後，便一同前往餐廳用午餐。

在餐廳裡，**我一直覺得牆面花紋看起來像一張張的人臉**（P.121），感到坐立不安，不斷分神，無法專心和朋友聊天，搞得我疲憊不堪⋯⋯那天晚上我決定早點休息，卻在推開寢室門後，看到**一名陌生男子躺在我的床上睡覺**（P.121）⋯⋯

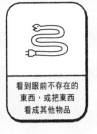

看到眼前不存在的東西，或把東西看成其他物品

「啊——！」我失聲尖叫，下一秒陌生男子變成了睡醒後捲成一團亂的棉被。但是，我剛剛確實連男人身上穿的衣服都看得一清二楚！雖然我後來被聽到尖叫聲而趕來的家人嘲笑了一番，但唯獨這個情況，我真的不想再體驗一次。

一直到最近我才明白，有些東西只有我看得見。於是，後來我會提醒自己，即使看到東西，也盡量不要說出口。因為我如果突然提起，只會惹來旁人異樣眼光，畢竟我還是會在意別人的眼光。

還有，前一陣子我跟女兒在客廳看電視時，**可以清楚聽見隔壁房間說話的聲音**（P.123）。但是那一天只有我跟女兒兩人，應該沒有其他人在家才對。

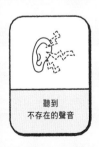

聽到不存在的聲音

到了傍晚，當我正要準備做晚餐，思考菜色，打算煮魚時，突然**聞到不知從何處傳來的魚腥味**（P.123）。我不太喜歡那時的魚腥味，但第二天早上**我聞到我最喜歡的橘橙香**（P.123），頓時一早心情變得十分愉快。由於並不全然都是壞事，所以我也還算可以接受。

聞到
不存在的氣味

不過說實話，如果不管我看到或聽到什麼，周圍的人都能覺得這很稀鬆平常，自然的接受道：「是嗎？那你看（聽）到了什麼？」我應該也能過得更輕鬆自在吧！

為什麼會清楚看見
眼前不存在的人或動物？

在沒有任何東西的空曠處，清楚看見人、動物、昆蟲等真實物體的幻視，據說是**路易氏體失智症**特有的症狀。

路易氏體失智症在症狀尚不明顯的早期，便有三至四成的病友會出現幻視，但約一至三成病友是在相當晚期才會有

症狀。他們可以描述眼前所見幻視物體的模樣，也可以事後根據記憶形容幻視影像，對本人來說，那似乎是一個非常清晰具體的物體，而非一個模糊影像。

如此一來，**視覺之所以可以清楚看見不存在的人或動物，可能是因為大腦中尤其是感知物體、臉部、空間、位置、動作的相關部位損傷，而試圖透過幻視來彌補大腦的認知。**

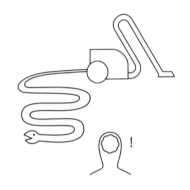

■ 把吸塵器的電源線看成一條蛇。

在此有一點希望各位了解的是，當病友表現得眼前好像真的有人在，或對著突然出現的飛蟲驚聲尖叫時，那**並不是異常行為，而是一種正常反應。**因為對本人來說，他實際上就是有看到東西。

以上的內容你是否覺得似曾相識？記得前文中所提到「以為自己的貴重物品或金錢被偷」的例子嗎？當本人腦中

不存在購物的記憶時，他自然會認為「錢包裡應該有現金」（見P.044〈走走山丘〉）。是的，本篇的旅人也只是根據自己的記憶據實描述。不論是哪個例子，對本人而言，他們的行為表現都是正常反應，一點都不奇怪。

另外，即使未罹患路易氏體失智症，因藥物副作用而引起「譫妄」（大腦出現暫時性的功能失調）時，也可能產生幻視。然而，據悉譫妄的病友「沒有出現譫妄狀態時的記憶」。*

* 樋口直美《故障的大腦》（醫學書院）。

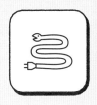

身心障礙 21

看到眼前不存在的東西，或把東西看成其他物品

CHECK | 此障礙造成的生活問題

✓ 在寢室看見不存在的陌生男子

走進房間，第一眼就看見陌生男子睡在床上，讓人嚇了一大跳。害怕得凝神仔細看，結果發現是棉被，但男子的臉部和外形清楚可見，並不是模糊的影像，所以完全無法分辨是真的，還是幻覺。

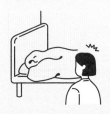

✓ 開車時看見不存在的飛蟲

開車時，眼前飛來一隻大蟲停在擋風玻璃上。仔細看，牠身上長毛，還有六隻腳，怎麼看都像是真的昆蟲。因為牠飛來飛去，正想揮手驅趕時，卻又不見身影。

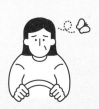

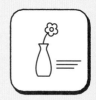

身心障礙 22

覺得靜止物看起來在動

✔ 醬油看起來在動

倒在碟子上的醬油，看起來像一顆黑色的球體在動。醬油明明不可能會自行移動，但彷彿有魔法一般，病友可以清楚看見醬油毫不費力的在眼前溜來溜去。

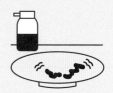

✔ 停好的車子看起來在移動

這個例子是病友才剛下車，便看到車子開始緩慢移動。他以為是自己忘記拉起手煞車，急忙回頭，但煞車桿有確實拉起。雖然同行的女兒說車子沒有動，但他當時清楚看見車子向前移動。

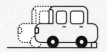

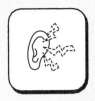

身心障礙 23

聽到不存在的聲音

CHECK │ 此障礙造成的生活問題

✓ 聽到不存在的聲音或說話聲，感覺有人

隔壁房間沒有人，卻聽到說話聲；外面明明沒有救護車，卻聽到警笛音，有時甚至覺得有人從身後經過。周圍的人似乎看不到也聽不到，總是一臉不明所以。

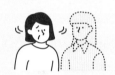

身心障礙 24

聞到不存在的氣味

CHECK │ 此障礙造成的生活問題

✓ 聞到現實中不存在的魚腥味

把剛從超市買來的生魚片裝盤，卻聞到腐壞的魚腥味，但魚才剛買回家，又沒過期，病友覺得奇怪，請先生幫忙確認，他說：「沒有妳說的魚腥味。」

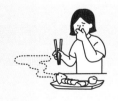

時間宮殿

TIME DISTORTION PALACE

離開這座宮殿時，你會有多大年紀？

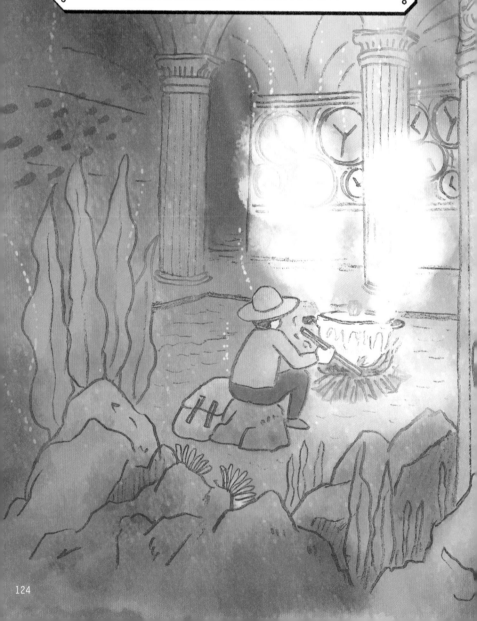

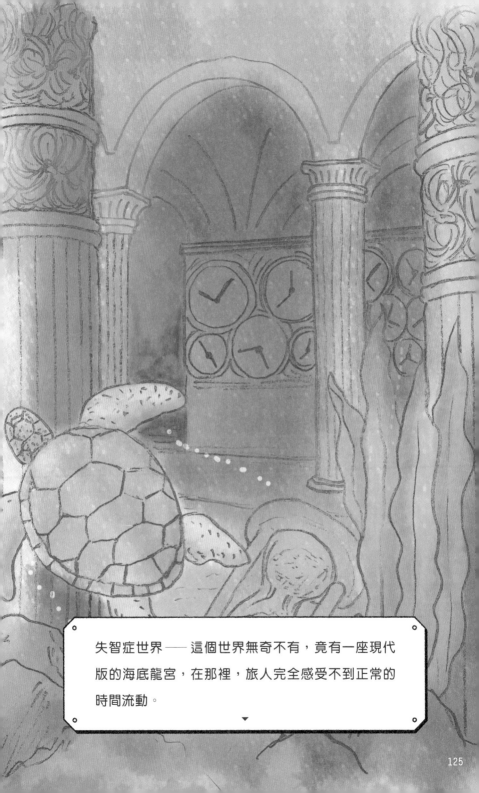

失智症世界——這個世界無奇不有，竟有一座現代版的海底龍宮，在那裡，旅人完全感受不到正常的時間流動。

▼

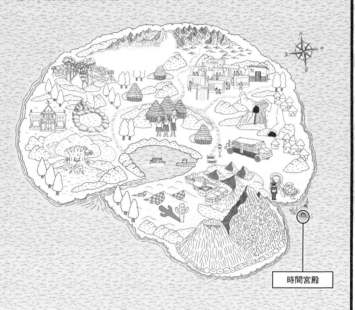

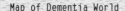Map of Dementia World

時間宮殿

明明只是在房間聽了幾分鐘的音樂，半天的時間便轉眼消逝。走進餐廳想吃頓午餐，外頭卻已天色昏暗，不知不覺間來到晚餐時段。然後走進教堂，幾十年前舉辦的結婚典禮，在回憶裡卻彷彿昨天才剛發生……

沒錯，這座宮殿裡的時針沒有一定的規律，按著它特有的步調，滴答作響，時而像海龜游水一般緩慢流動，時而像飛魚一樣跳躍前進……被捲入如此變化無常的時間洋流，你有辦法從頭游到尾嗎？

每天都要確認好幾次
「今天是星期幾？」的生活

　　搭飛機出國旅遊時，最痛苦的莫過於「時差」，換言之就是「生理時鐘」和「實際時間」之間的差異。

　　此外，在長期連假或暑假期間，你是否曾經突然想不起今天是星期幾，抑或平日或假日傻傻分不清？人對時間的感覺，其實很容易因環境或身體狀況的變化而被擾亂。

> **旅人分享**
>
> 　　前幾天我正在煮麵準備午餐。水滾後，我把麵條放入鍋裡，幾分鐘後心想麵應該熟了，但鍋裡卻早已變成一灘軟爛的麵糊。**原以為只過了一、兩分鐘的時間，似乎已在不知不覺間過去了近二十分鐘**（P.133）。可是那段期間，我也沒有做其他的事，就一直站在鍋子前面。
>
> 　　**最近，我也時常把鍋子或煮水壺放到爐上開火後，便任其燒到水乾**（P.028），直到聞到燒焦味，才慌忙
>
>
>
> 對於時間流逝，
> 感覺紊亂或迷失
>
>
>
> 無法記憶
> （編碼.儲存.提取）
> 體驗或行為

的趕去關火。

　　自從出現失智症的症狀以後，我對時間的感覺似乎產生了扭曲，而且愈來愈頻繁。在我體內的生理時鐘，指針前進的速度變得非常不規律，所以如果沒有人提醒，我自己無法察覺與實際時間的差異。我被時間整得手忙腳亂，好不容易才煮好飯，飽餐一頓。但那之後，這種奇異的時間感覺，依舊在我身邊徘徊，糾纏不休。

　　現在，我煮菜完全依靠視覺和計時器。以前全憑感覺（生理時鐘）煮菜時，從沒想過計時器會如此方便。從此，計時器是我生活中不可或缺的重要工具，成為我「體外」的物理時鐘，幫我正確測量時間。

為什麼會忘記關爐火？

　　煮咖哩時，臨時起意想發個簡訊給朋友，於是拿起手機開始操作，卻滑手機滑到渾然忘我，忘記爐火上正在煮咖哩……相信任誰都曾有類似經驗，這是一般常見的「健忘」。

然而，記憶障礙有時會讓**本人澈底忘記數分鐘前點著爐火的自己**（見P.016〈神祕巴士〉）。而且，不只記憶障礙，就如本篇旅人分享所提及，**時間感覺的偏差**也有非常大的影響。

習慣做菜的人，對於「義大利麵煮十分鐘」究竟要煮多長的時間，或多或少都能抓到一些感覺，就算不習慣做菜，一般人對「杯麵泡三分鐘」也多半能抓個概略的時間。

然而，就失智症病友來説，當他們有所察覺時，可能已經過去了好幾個小時，有時甚至會**失去時間流逝的感覺**。

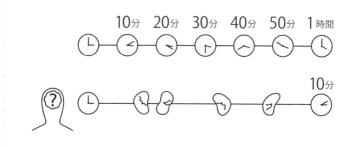

■嗯……差不多過了十分鐘吧？

旅人分享

吃完午餐後，到下午一點開始做家務之前的空檔，是我稍作喘息的休息時間。那一天，我和往常一樣坐在沙發上休息，<u>我既沒有特別睡眠不足，也沒打算睡午覺</u>，但是

當女兒出聲叫我時，一回神我才發現已經六點（P.134）。當時窗外天色昏暗，我以為自己睡到早上，但其實是女兒剛結束社團活動回家，所以時刻是晚上六點鐘。

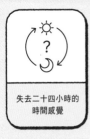

失去二十四小時的
時間感覺

雖然那時覺得肚子餓，但我花了些許的時間才弄清楚自己到底該煮早餐還是晚餐（笑）。

隨著日子過去，**漸漸的我對早晚的感覺變得愈來愈模糊，晚上精神振奮睡不著**（P.134）的天數逐漸增加。所以，我養成頻繁查看時鐘的習慣，努力維持正常規律的生活，然而最近我早上醒來，**有時會不知道今天是星期幾，甚至不清楚是幾月**（P.135）。

睡不著或淺眠，
無法長時間熟睡

失去日期、
星期、月分的知覺

如果我一不小心忘記確認星期，就會錯過每周固定倒垃圾的時間，導致家裡的垃圾愈積愈多。

前陣子，朋友夫妻來訪，隨口問了一句：「你們結婚幾年了？」然而，我的腦中所歷經的時間軸，似乎雜亂無章。

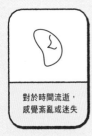

對於時間流逝，
感覺紊亂或迷失

> 即使我試著回溯記憶去計算，**想一想，感覺好像是三十年前，但轉念一想，又開始覺得好像是上個月**（P.133）。

為什麼生理時鐘會錯亂？

生理時鐘是「**人體與生俱來大約二十四小時的週期節律**」。

這個節律並不是由一個單一時鐘所規範，而是人體中的大腦、內臟器官、皮膚等每個細胞各自擁有的時鐘相互作用而分切出來的節律。*

因此，我們的身體會進行各種調整，以確保所有時鐘不會各自為政，分崩離析。然而，仍有一些因素會破壞生理時鐘的協調。

第一是**大腦的視交叉上核出現問題。**視交叉上核是調整生理時鐘的**中樞時鐘**，感知太陽光線，調整體內與外界時間的偏差，並**同時調整體內所有時鐘的偏移**。

---

* 金尚宏、深田吉孝（二〇一九年，八月）。《生活時間與健康：生理時鐘與身體的節奏》，學術動向，24（8）。

第二是**從身體各種不同感覺器官傳入的感知訊息出現問題**。譬如，我們在吃早餐時，味噌湯的鹽分進入身體，促使胃和肝臟等器官開始運作，降低血壓。人體便是透過這些進入體內的資訊，來感知現在是「早上」。

　　然而，**當感覺變遲鈍，或無法順利調節血壓時**（見P.098〈百變溫泉〉），**即使按時吃早餐，也無法正確辨識「早上」**，而導致生理時鐘產生偏移。

　　第三是**社會活動變化引起的問題**。如果因失智症而減少外出，整天都待在室內，曬太陽的時間會大幅減少，活動量也會因此降低。這使得**大腦中樞時鐘的視交叉上核接收不到陽光的刺激，導致人體無法取得充分的資訊**[*]，因而進一步推深體內時間的偏移。

＊ 岡靖哲（二〇一四年，五月）。〈Symposium 03-4〉神經系統疾病引起的睡眠障礙：失智症的睡眠障礙。臨床神經學，54（12）。

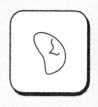

身心障礙 25

對於時間流逝，
感覺紊亂或迷失

CHECK | 此障礙造成的生活問題

✓ 食物不知
該煮多久

雖然知道義大利麵要煮八分鐘，
但不知道八分鐘有多長而煮過
頭。烤肉時也是，不是烤燒焦，
就是沒烤熟。

✓ 不知道自己
在電車上
待了多久

覺得搭車搭好久，害怕是否搭錯
路線；相反的，有時也會覺得乘
車時間很短，比自己預期的時間
更早抵達目的車站。

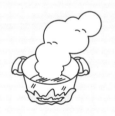

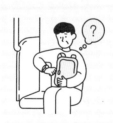

✓ 沒有「好久不見」的感覺

和朋友見面，沒有「好久不見」的感覺。不記得
兩人是何時認識，最後一次見面是何年何月何
日，也不記得自那時起，中間隔了多少年。

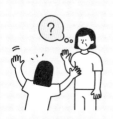

身心障礙 26

失去二十四小時的時間感覺

✓ 不知何時該吃飯

失去一天的時間感覺，不知應該何時吃早餐、午餐及晚餐，所以時常在早餐後立刻煮午餐，或深夜才吃晚餐，生活步調紊亂。

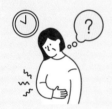

身心障礙 27

睡不著或淺眠，無法長時間熟睡

✓ 晚上睡不著

沒有早中晚的時間感覺，晚上也覺得大腦在運作，沒有半點睡意。尤其，如果整日待在室內缺乏日曬，或連續數日的陰天，時間感覺會變得更遲鈍。

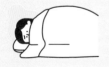

身心障礙 28

失去日期、星期、月分的知覺

CHECK | 此障礙造成的生活問題

✓ 不知哪一天是資源回收日

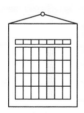

分不清是星期幾，因而忘記倒垃圾。尤其不可燃、寶特瓶、可回收資源等隔周回收的垃圾特別難記，老是錯過時間。

✓ 逐漸遺忘工作、回診、日間服務等週期性活動

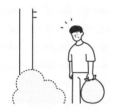

不知道今天是星期幾，所以忘記參加每周的日間服務；不知今天是幾月幾號，所以也忘記每月一次的回診，儘管回診早已寫在行事曆上。因此，一天要確認好幾次日期、星期和行程活動。

衣袖隧道

SLEEVE TUNNEL

你的手能順利穿過這條漆黑隧道嗎？

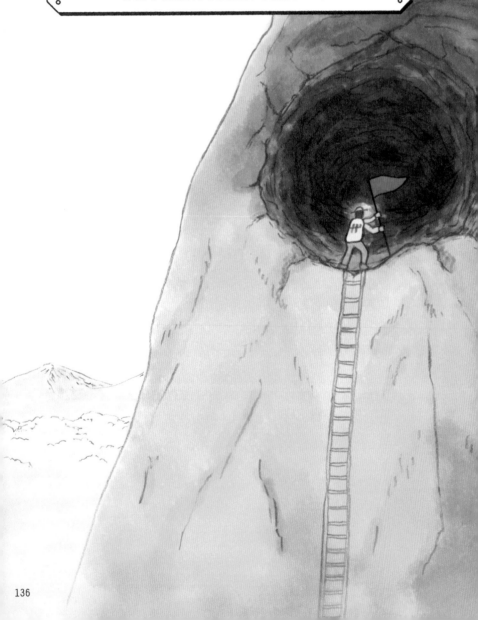

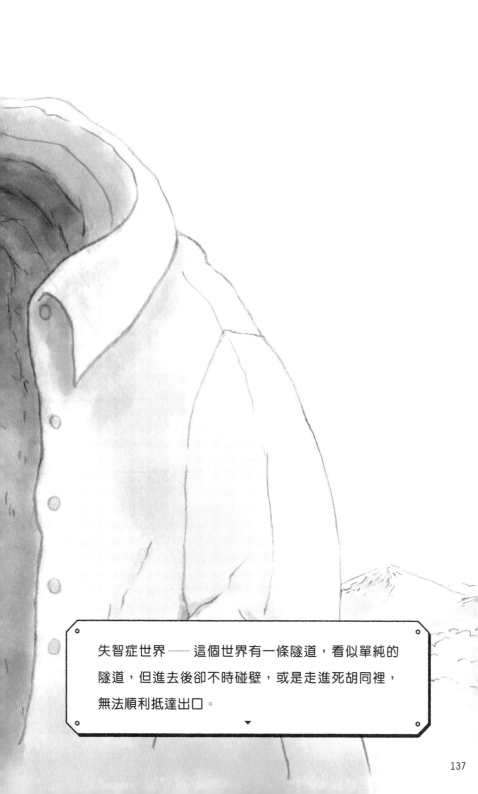

失智症世界——這個世界有一條隧道，看似單純的
隧道，但進去後卻不時碰壁，或是走進死胡同裡，
無法順利抵達出口。

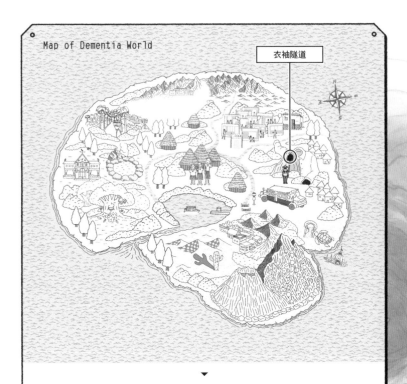

Map of Dementia World

衣袖隧道

這條隧道，從農村穿過山間抵達城市，是一條距離不長的直線道路。然而，從入口處看不到前方的模樣，彷彿一個深不見底的黑洞。

當你下定決心向前邁進，一眨眼便失去所有距離感和方向感，還多次撞上牆壁……而且神奇的是，每次穿越隧道，觸感都不太一樣，有時光滑柔順，有時粗糙堅硬。

有時到最後，甚至不知該如何移動身體，只能佇立在原地，進退兩難。

自我「意識」和身體「動作」
產生差異

　　拿杯子、丟球、寫字、穿衣……這些看似不經意的動作，但要身體如己所願行動，其實是一件非常困難的事。

　　譬如，請試著用智慧型手機拍下自己運動時的影片，然後從頭看影片檢視，你應該會發現**自己的姿勢和動作與想像中的有所不同**，這就是為什麼棒球選手會透過拍攝影像來檢查自己打擊姿勢的原因。自己的想法或意識和身體動作產生差異，是每一個人都會面臨的問題。

旅人分享

之前發生了一件事，讓我覺得身體好像不是自己的。

**無法正確掌握
與物體之間的距離**

　　那天早上，我正在換衣服，準備出門。我試著伸手拿掛在衣架上的衣服，**但抓不準距離（P.145）**，一直拿不到衣服。苦鬥一陣之後，好不容易拿到衣服，這回卻**分不清楚衣服的上下左右及前後方向**

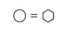

**無法正確分辨
形狀或大小**

（**P.095**），**而不知該把手從哪裡穿過去**（**P.146**）。

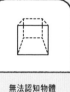

無法認知物體
或空間的深度

就算我幸運的把手穿進袖子，如果穿到一半卡住，最後我還是會**不知道手該怎麼伸**（**P.161**），而變得不知所措，感覺就像在迷宮一樣。

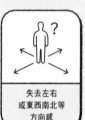

失去左右
或東西南北等
方向感

即使我找到袖口「啊！袖口在這！」，**也無法順利瞄準袖口把手伸過去**（**P.147**）。我試了好幾次都無法成功，結果花了一個多小時才穿上一件衣服。「奇怪——我到底怎麼了？」儘管心中疑惑，但因為離出發剩沒多少時間，所以我匆忙的想穿上襪子，結果又來了，**我的腳老是套不進襪子**（**P.147**）。

無法正確
認知或移動自己的
身體位置或動作

我或坐或站，奮鬥了好久：「我終於穿上襪子了！」心想好不容易成功，結果先生看了一眼說：「妳怎麼把襪子的腳跟穿到上面來了？」我已經沒有力氣再重新穿襪子了，所以那一天乾脆放棄外出。

小時候，扣錯扣子，或是弄錯把頭套到袖口去，穿不好衣服的時候，父母還會幫我做調整。但是長大後，我完全忘記穿衣服竟然那麼困難。雖然我也曾經

想過自己是不是忘了如何穿衣服，但我還記得穿衣順序，所以似乎跟記憶障礙的症狀又太不一樣。於是，我每天試穿各種衣服，逐漸發現衣服有我覺得好穿和不好穿的差異。

首先，是衣服的形狀。最好是外形線條明顯的衣服，像薄罩衫那類馬上會皺成一團的柔質素材，會讓我無法掌握衣服的外形，導致我不清楚該從哪一端拿衣服，又該從何處穿起。

為了掌握衣服的形狀，在領口後方做記號很有效。我只要從記號處拿起衣服，就能掌握衣服的前後與上下，十分方便。不過說實話，如果有人能幫我把所有衣服連袖子都攤開擺好，排放整齊，我會很感謝他。

再來，衣服的材質也很重要。對我而言，光滑絲質的素材最好穿，因為布料滑順不會卡到手，所以只要我能找到袖口，一下就能穿好。如果衣服的布料比較粗糙，即使我找到袖口，結果手穿到一半卡住的話，我就會不知該如何調整而陷入混亂。

此外，建議可以在袖口內側貼上圓形標誌的膠帶提醒自己，如此一來，就能知道穿手的入口處在哪，十分推薦。

除了穿衣服以外，還有其他情況也會讓我覺得身體不聽指揮。

有一次，婆婆打電話來，希望我幫她傳話給先生，於是我迅速的把留言寫在記事本上。但是，先生回家後看著記事本上的留言說道：「我看不懂妳寫了什麼。」我心想怎麼可能，拿過記事本一看，上面**寫著一串我看不懂的文字符號**（P.149）。

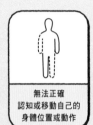

無法正確
認知或移動自己的
身體位置或動作

無法正確掌握
與物體之間的距離

還有，吃晚飯時，我也經常遇到問題。想喝茶**伸手卻拿不到茶杯**（P.145），好不容易端起杯子，卻**灑出好幾次才端到嘴邊**（P.145）。

為什麼會變得
難以穿脫衣服？

失智症病友有時會拒絕更換衣物，或嗜穿同一件衣服。然而，這**並不是因為他們對那件衣服有所執著**，也不是因為

他們討厭換衣服。事實上，他們之所以會如此反應，其背後往往是因為**「穿脫衣服有困難，希望穿盡可能容易穿脫的衣服」**。關於穿脫困難，有幾個可能的原因。

第一，**不知道自己的手腳位置及活動方式。**據說，人的大腦裡儲存著一張所謂的**「身體地圖」**。我們便是根據這張地圖，掌握身體四肢有多長、哪個地方可以彎曲、如何使它們活動等。但因認知功能障礙，**遺忘身體地圖的存在**，使得大腦無法掌握手腳位置，或難以使其活動，移動到適當位置。

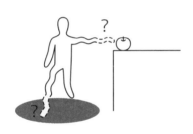

■ 手腳能伸多遠？

前大聯盟球員鈴木一朗選手對自己的身體地圖擁有非常精密的掌握，他說：「擊球時，我可以感知自己的雙手、手腕、手肘、腰背及膝蓋等所有身體部位是如何動作，也能用語言表達出來。」他便是藉由不斷修正更新自己的身體地圖，而擊出4367支如此驚人的安打數。

第二是**空間的認知能力問題**。手要穿過袖子，我們必須先掌握衣服整體外形，找出有深度的袖子，測量入口與手的距離及方向，最後把手套過袖子，穿過袖口。

但是，因認知功能障礙，導致病友無法掌握衣服的立體形狀，不知何處是穿衣的入口，無法隨心所欲的把手穿進衣袖。

第三是**遺忘穿衣動作的順序**（見P.182〈結帳高牆〉）。「穿T恤」這個簡單的行為，經分解後，其實是由一連串的複雜動作組合而成。**拿起衣服→掌握衣服外形→抓住下擺，從頭上套下去→在衣服裡找出衣袖入口，把手穿過去→把頭伸出衣領。**

如果在以上穿衣過程中的某個步驟失敗，本人便會因困惑而無法繼續進行後續的動作。

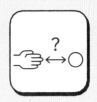

身心障礙 29

無法正確掌握
與物體之間的距離

CHECK | 此障礙造成的生活問題

✓ 拿不穩飯碗或茶杯

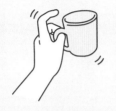

拿飯碗或茶杯時，手不知該握哪裡，無法平穩拿取。
即使拿起杯碗，也抓不準移到嘴邊的距離，時常在嘴
邊灑出來。

✓ 不會 晾衣服

不知該從衣服的何處或往哪個方
向穿過衣架，也無法掌握洗淨衣
物與曬衣夾或曬衣桿間的距離，
導致衣物掉落。

✓ 不會 推手推車

推著手推車，還得避免撞上往來
行人或貨架，對病友來說真是難
上加難，有時太過專注在推車，
反而忘記買東西。

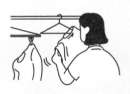

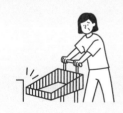

✓ 容易與前台汽車貼得太近或發生碰撞

難以保持適當的行車距離，如果專注在交通號誌或行
人上，容易與前一台汽車貼得太近，或是行車距離間
隔太遠，被人按喇叭。

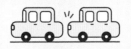

✓ 不知如何在牙刷上 擠牙膏

弄不清牙刷的方向及牙刷與牙膏間的距離，很
難準確的把牙膏擠在刷頭上。

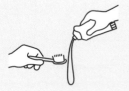

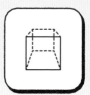

無法認知物體 或空間的深度

CHECK ｜ 此障礙造成的生活問題

✓ 不會 開鎖、關鎖

無法分辨鑰匙轉動的方向，或是
鑰匙與孔洞間的距離，插不了鑰
匙。即使順利插入鑰匙孔，也很
難往正確方向開鎖。就算習慣了
這個動作，換一把鑰匙，便又不
知該如何
操作。

✓ 無法從錢包拿 錢，或把錢收 進錢包裡

無法順利將零錢收放錢包，時常
掉落一地。經常忘記錢包哪個夾
層放了些什麼，也不知
該把東西收在哪
個位置。

✓ 無法從袋中取物，或將東西收納進袋裡

無法順利將手伸進袋中取出想要的物品，如果袋子
的內外顏色相同，會分不清袋子的位置，而無法順
利將物品收進袋子裡。

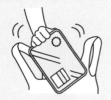

☑ 害怕下樓梯

下樓梯時，不知該把腳向前伸多遠。看不出地面或階梯間的高低差距，必須等腳實際踩踏上去，才會發現有階梯。

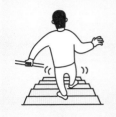

☑ 停車有困難

倒車停車時，抓不準左右或後方的距離；如果看著鏡子或直接轉頭向後看，會不知方向盤該向左打，還是向右打而感到困惑。

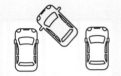

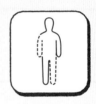

身心障礙 31

無法正確認知
或移動自己的
身體位置或動作

CHECK ｜ 此障礙造成的生活問題

☑ 不會穿鞋、襪子、拖鞋

不知該把腳往前後左右哪個方向移動，所以不知如何穿鞋襪。不易區分左右的拖鞋尤其困難，時常忘記左腳的存在，導致只有單腳穿拖鞋；襪子則因為無法分辨形狀，常把腳跟套到腳背上。

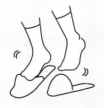

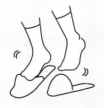

✓ 不會穿衣服

無法掌握衣服形狀，也看不出袖子深度，不知該從哪裡把手穿過去。即使身旁有人提醒「抬起右手」，也分不清身體哪個部位是右手，無從動作。

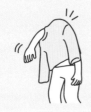

✓ 不會化妝、刮鬍子、穿戴首飾

不知該往哪個方向畫眼線，也不知該如何刷睫毛膏。必須每天上妝，否則會忘記順序。手抓不住耳環，雙手無法在耳邊做細微的動作。

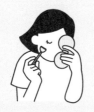

✓ 打不開蓋子或袋子

開寶特瓶時，不知該往哪個方向旋轉瓶蓋，也不知該出多大力氣。不會撕布丁上的薄膜，也不懂用手指捏著零食的外包裝前後撕開。

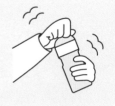

✓ 不會刷牙或刷不乾淨

不知如何在口腔中移動牙刷，無法邊刷邊轉換刷頭方向。牙齒後方或難以清潔的部位，時常刷不乾淨。

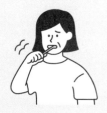

✓ 不會開水龍頭的冷熱水

手無法靈活旋轉或扳開水龍頭。此外,水龍頭有多種操作方式,比如按鈕式、拉桿式、滑動式或利用藍紅顏色區分溫度調整等形式,讓人倍感混亂。

✓ 騎腳踏車時不知如何煞車

無法掌握腳踏車握把與煞車把手間的距離,手搆不到,或是抓住煞車把手也不知該往哪個方向施力。

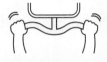

✓ 運動時無法隨心所欲的活動身體

不知該如何活動身體四肢。上瑜伽課時雖然想模仿老師的動作,卻無法根據指令或所見動作活動身體。

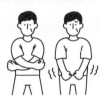

✓ 不會用剪刀

不知如何拿剪刀,或是拿著剪刀卻不知如何施力。另外,無法順著想剪切的方向移動紙張,或無法將紙張保持在刀片之間。

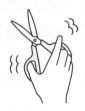

✓ 寫不出端正的文字

不知如何握筆或動筆,無法掌握筆尖與紙張的距離。
自認為有好好書寫,家人卻說「字跡潦草看不懂」,
才發現寫出的字連自己都看不懂。

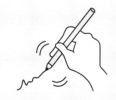

2D 銀座商店街

2D GINZA SHOPPING STREET

【急徵！】在沒有地圖的世界旅行的妙招

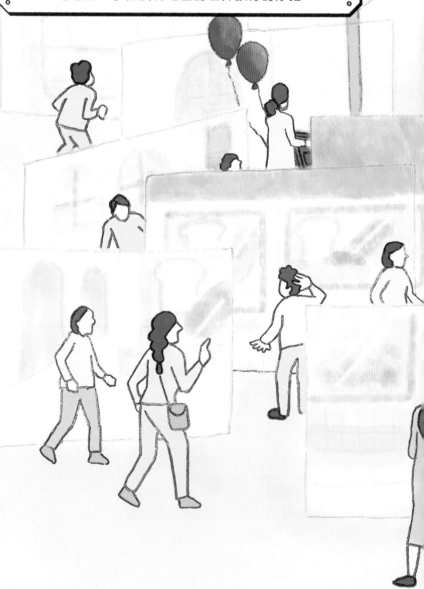

二次

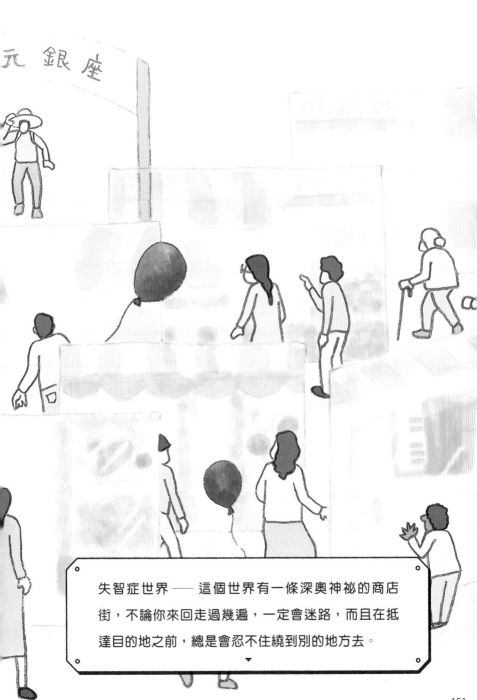

失智症世界——這個世界有一條深奧神祕的商店街，不論你來回走過幾遍，一定會迷路，而且在抵達目的地之前，總是會忍不住繞到別的地方去。

▼

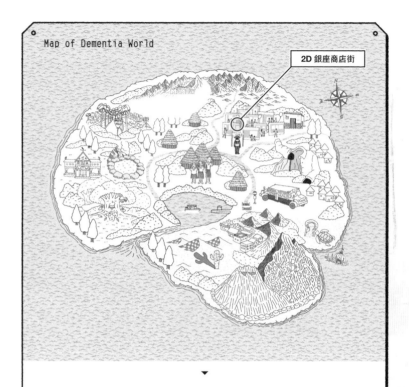

2D 銀座商店街

這個世界最繁華熱鬧的街道——2D銀座。在這條街上，眼前的景色就像一幅平面的風景畫，讓人感覺不出遠近距離。街景全是二維景觀，所以這裡沒有所謂從空中鳥瞰現在位置的「地圖」存在。

而且當你走沒幾步，東西向就會突然調換位置，指示牌上的箭頭也指向不同方向，原本作為地標的建築物突然消失得無影無蹤，街道處處充滿機關……

走在街上的行人，究竟是如何抵達目的地的呢？

距離、方向、遠近⋯⋯
各種攸關「看地圖」的感覺
逐漸消失

　　相信有許多人看不懂地圖，分不清東西南北。當你來到一個陌生車站，下車後第一步先去查看站內地圖。不過，最近大家似乎比較常用智慧型手機上的地圖應用程式。

　　然而，即使看著地圖，也不知道自己站在哪個方位，於是手上拿著手機，往目的地的反方向走去，然後又折返回來。剛從地下層走出地面時，可能會因為失去方向感而感覺不對勁。這類狀況偶爾發生一次，倒也沒什麼大問題⋯⋯

　　但是，如果連走在自己每天必定經過的「熟悉道路」上都會迷路的話，問題可就大了。

旅人分享

　　那天，我自己一個人出門，前往隔壁車站新開的咖啡店和朋友喝茶。我搭上電車，順利抵達離咖啡店最近的車站。然而，從這裡開始才是問題所在。離開車站後，**我完全不知道該往哪個方向前進**（P.161）。

失去左右
或東西南北等
方向感

於是，我試著查看眼前直立的地圖看板。「我的現在位置在這裡，對面是百貨公司，反方向有學校……」我一邊思考，**一邊來回比對地圖和眼前的街景，但是這兩個在我的大腦中就是對不起來**（P.162）。

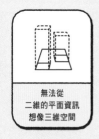

無法從
二維的平面資訊
想像三維空間

我費盡千辛萬苦，終於走到咖啡店。然而，接下來卻是在店內迷路。

我離開座位想去上廁所，卻**完全找不到任何洗手間的標誌**（P.163），我在同一個地方轉了一圈又一圈，終於發現洗手間標示。我

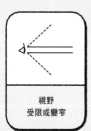

視野
受限或變窄

也不知道自己為什麼無法一眼就看到，總之那時不論我怎麼找，我的視線裡就是看不到任何標誌。

最近還發生了一件讓我深受打擊的意外，我竟然在已經走了好多年的通勤路段上迷路。我**從車站出來，步行去公司，找不到途中一定會經過的婚紗店**……後來我才得知，其實那家店正在重新裝潢，僅僅只是沒有在櫥窗展示禮服而已。但那時當下的變化，讓我感到非常錯愕（P.164）。

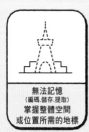

無法記憶
（編碼.儲存.提取）
掌握整體空間
或位置所需的地標

我環顧四周，想確認自己所在位置，卻愈看愈沒有信心，「這裡有這間店嗎？」、「路有這麼窄嗎？」、「這條路真的通往公司嗎？」，疑心四起。

漸漸的，「我走錯路了」的想法在腦海中不斷膨脹，讓我大受打擊，呆愣在原地動也不動。那時，幸好有同事偶然從後方走來，出聲叫住我。

在那之後，我和家人一起製作了一本附照片的原創地圖，好讓我不會再次在上下班等常用路段中迷路。

首先，家人陪我從家裡出發，一起走訪公司、醫院等我經常往返的地點，並沿途邊走邊拍照。接著，於筆記本上按照沿途看到的地標順序張貼照片，並在照片下加註提示，像是「看到這個招牌向左轉！」、「看到這棟大樓，繼續往前直走」。

有了這本地圖，我就能利用沿途的大樓等線索，與手中照片做比對，自行前往目的地。就算不小心迷路，也能拿著照片詢問其他行人。我正透過這種方法，一步步的征服整座城市。

為什麼會在
熟悉的街道上迷路？

為什麼會在平日走慣的道路上迷路？

第一，可能是因為**失去前後右左的方向感所致**。平時我們從所在位置前往目的地時，是用一種很粗略的感覺「往那個方向走大約五分鐘」，來掌握兩地間的位置關係。然而，病友因方向、距離、深度的感覺出現障礙，而**無法掌握這種地理關係**。

第二，**無法在腦中描繪眼前看不見的道路或建築**（見P.032〈白茫溪谷〉）。向人問路，對方告知「在第二個轉角右轉」，然而，儘管病友可以從現在位置分辨哪個方向是「右」邊，卻無法想像**「前面轉角」**在哪裡，所以不知道應該在何處右轉。

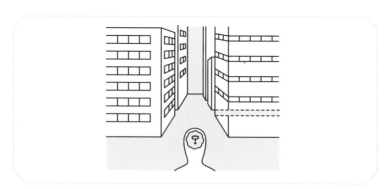

■ 不懂如何「在下一個轉角右轉」。

第三，**難以記住並注意地標**。我們在走路時，即使不會刻意意識「這個郵筒是右轉標誌」，也會在無意中模糊的記憶街上的地標「記得是在郵筒的轉角轉彎」。我們是**透過這些記憶的累積，而打造出心中自己所「熟悉的城市」**。

然而，當失智症病友愈來愈記不住地標時，他們往往會根據自己決定的特定標誌來移動。**當標誌因某種原因而消失（如歇業、改裝、搬遷）**，他們可能會無法在必須轉彎的地方轉彎，或因與平時情況不同而感到困惑，以為走錯路而焦躁不安或無法繼續前進。

第四是**視角與視野的問題**。失智症會導致視野變窄，變得不容易發現自己所依賴的標誌，或是錯過該轉彎的街角。在旅人分享中，旅人之所以會找不到廁所標誌，可能是因為廁所**標誌沒有在走道旁從牆面垂直突出，而是平貼在牆面上，因而未能映入變窄的視野**。

第五，本應該是定心丸的**地圖（不論是實體的紙地圖，還是應用程式）難以和眼前的景色相互對照**。換言之，病友無法將「二維」資訊與「三維」資訊做比對。

有一天，我因洽公搭車來到一個大站，才下車就遇上大問題。根據車站指示牌上的標示，我要去的設施必須「從A7出口直走」。我環視四周，發現天花板上掛著一張「A7↑」的指示牌。如果冷靜思考，就能明白「↑」的符號是「直走」的意思，但那時——我卻**只想到這個「↑」指著天花板**（P.162）。

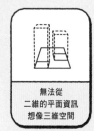

無法從
二維的平面資訊
想像三維空間

「這什麼鬼？我該怎麼辦……」我繼續四處張望，這次看到一個指向斜上方的標示「↗」，「往斜上方走是什麼意思？」我越來越迷惘，覺得自己好像永遠走不出這個車站。後來，一名路過的女士好心問我：「需要幫忙嗎？」我才得以安然脫身。

另外，我跟先生出門去附近大型購物中心買東西時，還遇到另一個情況。我們大多開車出門購物，但停車對我來說真的很痛苦。我很不擅長把車停入白色的停車格內，因為我搞不清楚**到底該把車停到多裡面去**（P.146），**又該往哪個方向打方向盤**（P.161），更別提倒車停車這件事。

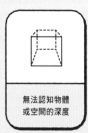

無法認知物體
或空間的深度

最近，**我愈來愈抓不到車子與停車場後方牆面之間的距離，或是與前方車子間的行車距離**（P.145），開車變得愈來愈吃力。

進入賣場後，我推著手推車，常常會在不經意的瞬間**失去先生站在我右側時的身影，不禁想「奇怪，他跑哪去了？」**（P.163）。每次發生這種情況，我都得轉身環顧四周，才能確認原來他就站在我旁邊，我的視野範圍似乎有變得愈來愈狹隘的趨勢。

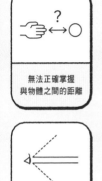

失去左右
或東西南北等
方向感

無法正確掌握
與物體之間的距離

視野
受限或變窄

為什麼會看不懂箭頭
指示的方向？

為什麼會看不懂箭頭指示的方向？「 ↰ 」、「 ↖ 」、「 ↑ 」等箭頭符號。「這是叫我折返嗎？往左上走是什麼意思？」其實不論是誰，都可能會有一瞬間搞不懂標誌指示方向的時候。

其原因如下：我們看到的**箭頭是寫在紙張或看板等平面上（二維）的資訊**。然而，該箭頭所指方向除了**表示上、下、左、右的方向以外**，還包括了指向前後空間（三維）其中一者的訊息。

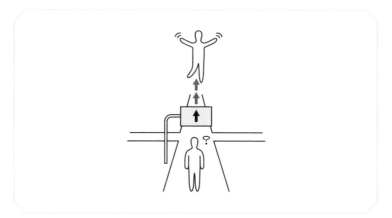

■「天空？」方向箭頭好難懂。

因此，我們需要高度的認知功能，**在大腦中將標誌描述的二維訊息，與眼前立體擴展的三維空間加以整合**，才有辦法看到箭頭後了解其中所表達的行進方向。**看地圖之所以會如此困難，也是出自相同原因。**

失去左右或
東西南北等方向感

CHECK | 此障礙造成的生活問題

✓ 分不清哪裡是出入口

走在車站內,不知不覺間便迷失了方向,不知自己從哪裡走來,也找不到自己正欲前往的出口,在同一個地方來回打轉,焦躁不安。

✓ 即使有人好心指路也聽不懂

問路時,即使有人指點:「出了剪票口,立刻左轉直走。」但依舊無法按指示走出剪票口後左轉。雖然可以分辨左右,但不懂出去後該在哪個地方左轉。

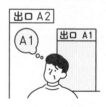

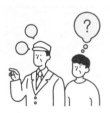

✓ 有換行閱讀障礙,無法閱讀書本或報章雜誌

文字如果換行,會不知道該接哪一行文字,回神才發現自己一直在重複閱讀同一行字。雖然努力專心閱讀還是看得下去,但非常勞心費神。

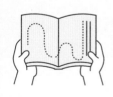

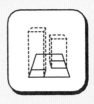

身心障礙 33

無法從二維的平面資訊想像三維空間

✔ 看不懂箭頭指示的方向

以為指示直走的箭頭「指向天花板」，無法前進。無法理解指向斜上方或彎曲的箭頭指向何方。另外，指示標誌如果數量太多，會有眼睛被刺的感覺，資訊量太過龐大，讓人頭暈目眩。

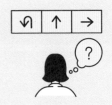

✔ 看不懂地圖，不知道自己位在地圖上哪個位置

無法在地圖上掌握自己與周圍環境的相對關係，分不清自己的所在位置及前進方向。如果把地圖反轉過來對準自己行進的方向，反而又會迷失目前所在位置及方位。

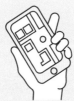

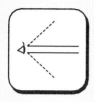

身心障礙 34

視野受限或變窄

CHECK | 此障礙造成的生活問題

✓ 打翻 眼前的杯子 或調味料

看不見擺在眼前的餐具，因而在吃飯時勾到自己的手、打翻杯子、把叉子弄到地上或打翻醬油弄髒。

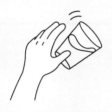

✓ 看不見 走在身旁 的人

同行者應該和自己走在一起，有時卻看不見對方，以為他消失不見。轉頭四處張望，看見對方人影，才鬆一口氣：「原來你在！」

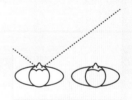

✓ 找不到指示標誌

在百貨公司找不到洗手間，一直在同一個地方來回打轉。如果洗手間標誌不是垂直突出於牆面，而是貼在牆上（而且標誌很小又貼在高處），就愈不容易發現。

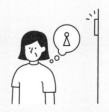

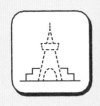

身心障礙 35

無法記憶（編碼、儲存、提取）掌握整體空間或位置所需的地標

CHECK | 此障礙造成的生活問題

✓ 走不回自己原來的位置，或無法照原路走回去

時常在停車場迷路，走不回停車處。如果停車場的出口及入口分開，會感到更困惑。同樣的，在餐廳想從洗手間返回座位時，不知道自己從哪個方向走來，走不回座位。

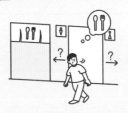

✓ 不知道自己的房間或座位在哪裡

不知道自己的房間在哪，在家中四處尋找。在公司的辦公大樓裡，找不到自己的辦公室樓層或辦公桌，迷失方向。

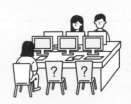

小飛象雞尾酒吧
COCKTAIL BAR DANBO

這個世界充滿干擾，奪走你的注意力

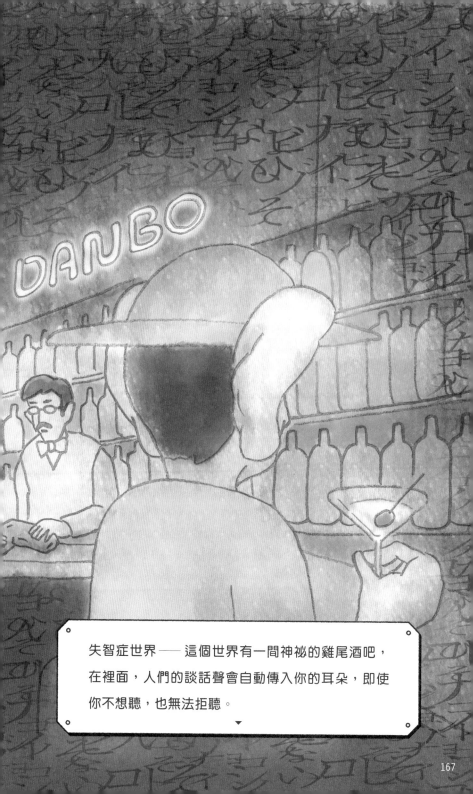

失智症世界──這個世界有一間神祕的雞尾酒吧，在裡面，人們的談話聲會自動傳入你的耳朵，即使你不想聽，也無法拒聽。

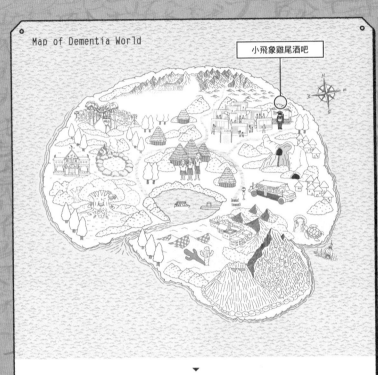

Map of Dementia World

小飛象雞尾酒吧

一間隱身在２Ｄ銀座郊區某條小巷裡的知名酒吧。
我們入境隨俗，和親密愛人共度晚餐後，來到這間
酒吧點一杯調酒，享受這個世界的夜生活。然而，
當我們坐在吧檯，情話綿綿，氣氛正濃時……店裡
某個角落正在低聲討論暗殺總統計畫，那方又傳來
密藏在衣袖隧道裡的寶藏傳聞……這些聲音一個接
一個在我的耳邊迴盪，無法從腦海中驅趕出去。

難道，我的耳朵變得和小飛象一樣大了嗎？害得我
被坐在隔壁的情人抱怨：「你有在聽我說話嗎？」

無法阻擋
旁人的悄悄話

你有聽過**「雞尾酒會效應」**嗎？它指的是大腦選擇性聆聽自己所需聲音的能力，也就是即使在吵雜宴會的環境下，眾多雜音中，人們唯獨不會聽漏遠方有人提起自己的名字。

誠如以上，**人具有將注意力集中在自己所需訊息的能力。**然而，當該能力受損，把就連你不需要的聲音，都一起擷取傳進耳朵裡時……

旅人分享

有一次我出席町內會（譯注：日本最基層的居民自治團體）活動，會長拿著麥克風站在大家前面說話，我周圍的人則小聲的聊著一些不相干的事。

麥克風的音量分明是最大聲的，但我卻**一直聽見身旁的談話內容，聽不進前方會長用麥克風大聲講話的聲音（P.175）**，可是他們聊天的內容又不是我特別關心的話題……

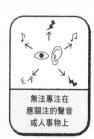

無法專注在應關注的聲音或人事物上

為了了解會長在講什麼，我試圖邊聽邊做筆記，**但當我仔細聆聽時，手中的筆就靜止不動；試圖做筆記時，耳朵卻又跟不上內容**（P.176），兩種方式做都行不通。最

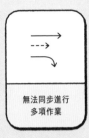

無法同步進行
多項作業

後，我完全聽不懂會長在說什麼。那時，我的感覺就像自己在駕駛一輛不受控制四處暴衝的汽車，明明想要往右走，卻被硬拉著往左邊去，我的耳朵就這樣被拉著四處跑。

我根本沒有想要聽八卦，卻被迫全神專注聆聽我不想聽的內容，**所以結束的時候，我已經筋疲力盡**（P.179）。

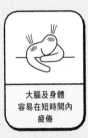

大腦及身體
容易在短時間內
疲倦

還有一次，我和一群鄰居朋友一起去咖啡廳喝咖啡聊是非。我一踏入店裡，就覺得**日光燈的光線刺得我眼睛好不舒服**（P.180）。

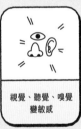

視覺、聽覺、嗅覺
變敏感

我拜託朋友，讓我坐在盡可能照不到光線的角落，但就在我心中鬆一口氣的時候，外面傳來了救護車的警笛音。

朋友們迅速向外瞥了一眼，但也就那麼一瞬間，之後就若無其事的繼續聊天。

但是，就只有我還一直忍不住在意那警笛音。漸漸的，我變得聽不太懂大家在聊什麼。雖然他們跟我搭話的時候，我會設法回應，但已經沒有心情聊天，只想回家。

我的聽覺似乎已經徹底被警笛聲綁架，**儘管救護車早已走遠，它的聲音依舊在我耳邊響起（P.181）**。

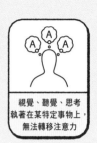

視覺、聽覺、思考
執著在某特定事物上，
無法轉移注意力

因為這類情況接二連三的發生了許多次，讓我覺得自己應該要更努力專心聽人說話，避免被其他事情干擾分心。於是我決定，與人交談時，一邊看著對方說話的嘴型，一邊聽他講話。

但是，另一個奇怪的事情發生了。有一次，先生在家跟我聊他工作上的事。那時，我全神貫注的盯著先生的嘴型，以免錯過他說的任何一句話，但是不知不覺間，我發現我只能隱約聽到說話的聲音，而且**無法從他一開一合的嘴型移開視線（P.181）**。

看樣子，視覺與聽覺對我來說似乎是兩碼事，這讓我不禁訝異，把注意力集中在說話聲音上，竟然如此困難。

但是，對我來說，和家人或朋友聊天是我日常生活中最重要且最快樂的時光，我不可能輕言放棄，所

以最近和朋友見面時，我會主動表示自己來挑選地點。

我會盡量選擇安靜的店家，譬如鄰近座椅距離不會太近，沒有播放背景音樂，也不會有店員吆喝的聲音此起彼落。除了聲音以外，我還很在意燈光，會盡量挑選燈光柔和的店家。只要挑選盡量不會對五感造成壓力的環境，就可以減少對大腦的負擔，不容易疲倦，這樣我就能開心的跟朋友聊很久。

我感覺舒適的環境，對朋友來說似乎也是可以放鬆的地方，他們甚至曾經誇我「挑店的品味不錯」。真希望美食網站上也能提供店內聲音燈光等環境資訊。

為什麼會無法
專注聽人說話？

即使考試前一天必須專心讀書，還是會因手機鈴聲而分心，轉而看向電子郵件或瀏覽社群網絡……相信大家都曾經有過類似專注力被打斷的經驗。

請想像一下，如果這種情況總是在日常對話中發生。我們的大腦會**從五種感覺器官傳入的大量訊息中，選擇並切換需注意和不需注意的資訊**，這項處理過程稱為**「注意」**。

舉例來說，在咖啡廳喝咖啡時。諸如我們會從舌頭感受咖啡的味道，透過鼻子享受香氣，從指尖感覺杯子的溫度，從耳朵聽到瓷器與湯匙碰撞的聲音，透過眼睛觀察店內裝潢，感受到許多事物。

但是，我們並**不會在喝咖啡時，一邊感受「現在我的屁股右下方正好碰到椅子的邊角」一邊享用咖啡**，對吧？

這時，你的注意力會集中在「咖啡的味道」上，並在無意識中做取捨，避免注意力轉向其他事物，也就是說，我們在持續集中注意力的同時，也在**抑制注意力的轉移**。

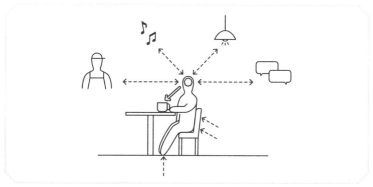

■ 我們在無意識中篩選訊息。

一個人之所以會無法專心聽人說話，其中的原因之一是**注意力的選擇、切換、持續及抑制發生困難。**

第二是**難以分配注意力**。在咖啡廳和朋友聊天時，我們會因口渴而在談話之間喝個飲料，或是可以感應服務生靠近而喚住他請求協助，這便是注意力的分配。

我們在日常生活中完全專注在一件事物上的情況，其實出人意料的少之又少。人們是透過將注意力分配在多項事物上並同步處理，而同時實現多種行為。

然而，當一個人無法順利分配注意力時，即使可以專心聽人說話，但可能完全無法做其他事——他不會注意到自己口渴，即使服務生從眼前經過，也可能視而不見。

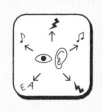

身心障礙 36

無法專注在
應關注的聲音
或人事物上

CHECK | 此障礙造成的生活問題

✓ 聽不見
車站廣播

在車站想聆聽有關路線的廣播，
卻只聽到工商聯繫或注意事項，
聽不到自己想聽的內容，有時也
會和對面月台的廣播混在一起而
感到困惑。

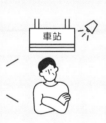

✓ 看錯
預約日期

上網預約飯店時，明明在預定日
曆的畫面多次確認過日期，卻還
是不小心訂錯日期。因沒發現訂
錯天，而不得不支付取消費用。

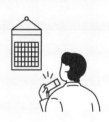

✓ 開車時
沒有注意到交通號誌、標誌等

開車時沒看到紅燈，差點出車禍。以前在十字
路口可以下意識的識別紅綠燈，但現在必須有
意識的注意四面八方，才能找到號誌。

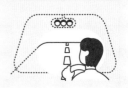

✓ 在意周圍的雜音
而聽不清楚談話內容

小孩的笑聲、電動、電視的聲音等全部鑽入耳朵，完全聽不到對方說話的聲音。在餐廳，有時也會覺得背景音樂或隔壁座位的聊天聲特別吵雜。

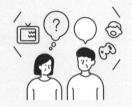

✓ 處理文件時，因在意其他事物而分心，
導致頻頻出錯

在寫報告或輸入數據等文書處理時，突然被其他人的電話鈴聲所吸引，或眼睛忍不住看向從前方經過的同事，無法專心，頻頻出錯。

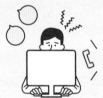

身心障礙 37

無法同步
進行多項作業

CHECK | 此障礙造成的生活問題

✓ 結帳時如果有太多注意事項，
會感到困惑

結帳時，收銀員一會兒問：「需要提袋嗎？」一會兒遞卡片，讓人不知該如何是好。如果後面又有人排隊，或是店內播放廣告或音樂，會讓人感覺更困惑。

✓ 在外丢三落四，在家也忘東忘西

乘車時遺失車票，把提包或外套遺留在外出地點、把腳踏車或已裝入提袋的商品遺忘在超市。在家常常找不到遙控器或手機。

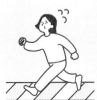

✓ 無法撐傘走路

撐傘走路有太多需要注意的地方，很難一邊留意與往來行人保持距離，一邊調整傘面角度，避免與他人碰撞。

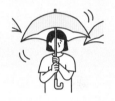

✓ 不會走行人穿越道，或無法在綠燈時限內過馬路

即使綠燈亮起，也無法立刻邁步，總是慢半拍。很難一邊快步走避免擋到後方行人，一邊避開迎面走來的行人。內心非常焦慮，不知燈號何時會轉紅燈。

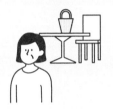

✓ 無法邊走邊留意周圍情況

在外行走時，必須留意行人或突然出現的腳踏車，如果沒有人行道，還得留意與車子間的距離，非常累人。此外，外出遛狗，必須留意狗的狀況、清潔大小便，注意事項繁多，讓人疲憊。

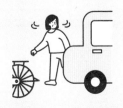

✓ 抓不到歌曲的拍子，
　　跟不上音樂伴奏

無法跟著節拍唱歌，不是太快就是太慢。注意聽伴奏時，會忘記要開口唱歌，導致慢半拍。

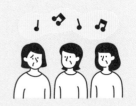

✓ 多人對話時，
　　跟不上內容

在多人交談的情況下，很難理解誰說了什麼內容，跟不上談話進度，因此寫不出會議紀錄。此外，長時間專注聽講，容易疲倦。

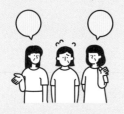

✓ 無法
　邊聽邊寫筆記

無法在聽人說話的同時理解內容，並動腦整理重點，寫在筆記本上。如果仔細聆聽，手就會靜止不動；動手寫筆記時，卻又聽不見內容。

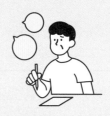

✓ 誤把智慧型手機
　丟進垃圾桶

如果兩手都拿著東西，會分不清哪個該丟，哪個是不該丟的。原打算丟棄左手的空瓶罐，回頭才發現自己把右手的手機丟進垃圾桶裡。

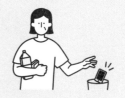

✓ 踩錯
油門與煞車

原打算換踩煞車,腳卻還是踩在原本踩著的油門上
用力踩下,差點撞上前方。倒車時,因太過專注在
方向盤操作,而無暇留意腳邊動作,容易出錯。

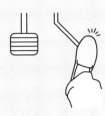

身心障礙 38

大腦及身體容易
在短時間內疲倦

CHECK | 此障礙造成的生活問題

✓ 少許的工作量
就讓大腦超載

經過一上午的工作,大腦和身體都累到動彈不得。
因為用盡腦力專注在工作上,所以必須小睡一會
兒,讓身體休息,否則會無氣力思考,身體不適。

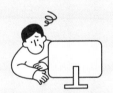

✓ 看沒幾頁書,
就感覺疲累

想看書,但翻沒幾頁就覺得好累。本人覺得似乎是
因為逐字、逐行閱讀,太過集中精力試圖理解內
容,導致大腦疲倦。

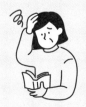

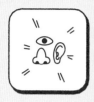

身心障礙 39

視覺、聽覺、嗅覺變敏感

☑ 明亮的燈光感覺刺眼

感覺光線集中的聚光燈、高強度照明或強烈的直射陽光極端刺眼，有時甚至覺得光線刺得眼睛疼痛，張不開眼睛。

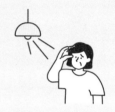

☑ 館內廣播讓人覺得又煩又累

購物時，宣傳聲、背景音樂不絕於耳，讓人疲累。明明不想聽，但周圍的聲音卻不斷魔音穿腦，且沒有辦法有意識的將之阻擋在外。

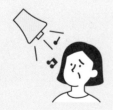

☑ 對電車乘客的氣味變得敏感

電車中，人與人之間的距離拉近，汗臭味、香水味、清潔劑或柔軟精的味道充斥在鼻間。嚴重時，還可能因忍不住刺鼻的味道而身體不適，中途下車。

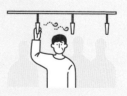

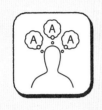

身心障礙 40

視覺、聽覺、思考執著在某特定事物上，無法轉移注意力

CHECK | 此障礙造成的生活問題

✓ 某特定聲音不絕於耳

跟人交談時，外面傳來救護車的警笛音，因而被拉走注意力。救護車遠離後，警笛聲還是在耳邊繚繞盤旋，完全聽不進對方的説話聲。

✓ 眼睛盯著說話者的嘴型，卻聽不見他的聲音

為了仔細聆聽對方的説話內容，於是看著他的嘴型一邊聽他説話，但不知不覺間，所有注意力都集中在嘴部的開合動作，反而聽不到説話聲音或內容。

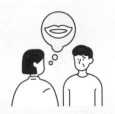

STORY

13

結帳高牆

PAYMENT WALL

完成結帳前的一場大冒險！

失智症世界 —— 這個世界聳立著一座高牆，在你順利完成付款以前，潛伏著無數的陷阱。

▼

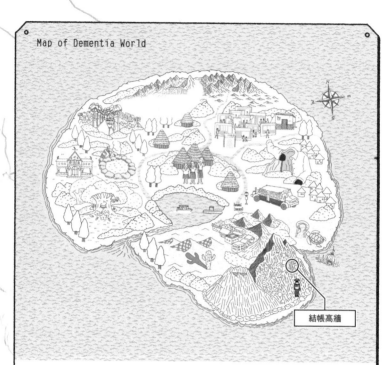

結帳高牆

這個世界首屈一指的攀岩聖地——結帳高牆，就轟立在某間超市前方，當你沿著幾乎與地面垂直的壁面向上攀爬……

有時你會卡在記憶的凹洞裡，不知該向何處伸手攀抓而動彈不得；有時你會被巨大生物的鳴叫聲驚嚇而分散注意力；有時眼前空間突然扭曲，導致你腳底踩空。時間限制只有短短的數十秒。在攻克這座斷崖絕壁的險峻路上，潛藏著許許多多的難關，等著你挑戰。

連番來襲的
「手續」關卡

　　我們的日常生活中充滿了各種「手續」。手續就如其字面上「續」字的意義，意指按照順序，接續的完成多項步驟，但是只要其中一個步驟卡關，便無法抵達終點。即使是結帳這個看似單純的手續中，實際上也**隱藏著多道程序**。

旅人分享

　　外出購物對我來說曾經是一種樂趣，但最近，結帳卻讓我相當苦惱。

　　我最常遇見的問題是，櫃檯人員說「總共三五五元」，**但我低頭拿錢包的那一瞬間，便忘記是多少錢（P.041）**。以前這種情況久久才出現一次，但最近我幾乎每次都必須再次詢問金額。

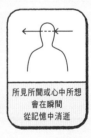

所見所聞或心中所想
會在瞬間
從記憶中消逝

　　對我來說，數字和符號似乎特別難記，也時常搞錯，以為是五三三元。但事實是，我不僅僅是記不住結帳金額，就連計算本身也有困難。就算店員說三五

五元，我的大腦也無法立即聯想是三枚一百元硬幣、五枚十元硬幣（P.192）……

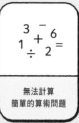

無法計算
簡單的算術問題

有一次，我正在從錢包拿錢時，「您有集點卡嗎？」因為店員的一句話分心，金額瞬間從腦中消失得無影無蹤（P.176）。

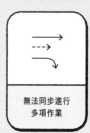

無法同步進行
多項作業

還有，我無法分辨銀色及銀白色兩者間的細微色差，經常無法區分一百元及一元硬幣（P.096）。比如，明明是三五五元，但我卻拿出八枚一元硬幣，支付五十八元。

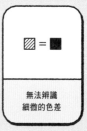

無法辨識
細微的色差

另外，雖然我可以辨識一元硬幣，但有時卻無法順利拿取（P.146）。拿錢時，我們必須把手指伸入錢包的小小空間裡。對我來說，這每一個動作都是一場搏鬥。

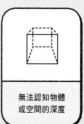

無法認知物體
或空間的深度

當我正努力克服眼前的諸多困難時，回頭赫然發現身後排了一排長長的人龍……「糟糕，我得加快動作！」我內心愈是著急，愈是手忙腳亂，不知道到底該怎麼辦（P.176）。

最近，收銀檯也變得十分多樣，像是自助收銀

機，自己刷條碼結帳。有些則是店員幫忙刷商品，付款才前往其他機器結算。**我如果去到不常去的超市，往往會被不熟悉的收銀系統弄得暈頭轉向**（P.193）。

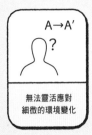

A→A'
?

無法靈活應對
細微的環境變化

不過，自從我改用非現金支付後，結帳變得輕鬆多了。不用計算金額，刷一下ＩＣ卡就能完成結帳，也不用再為無法順利拿出零錢而著急，省下許多力氣。

為什麼會耗費那麼多時間
在結帳上？

回顧結帳的行為，可以發現其中包含**六個步驟：詢問金額→記住金額→估算如何組合紙鈔和零錢→從錢包找出所需現金→拿錢→把錢交給店員**。

在這個過程當中，潛藏著諸多關卡，比如**「記憶關卡」**，記住金額，從錢包掏出錢來；**「計算關卡」**，估算紙鈔與零錢的最佳組合；**「錯覺關卡」**，分辨銅板的顏色及形狀，找出所需的現金；**「注意力的陷阱」**，店員的說話聲、背景音樂、後方隊伍的人群等，這些情況或聲音總是突然出

現，迫使人們在多重的訊息中做出意識抉擇；及「**空間關卡**」，從錢包中拿出硬幣，放在托盤上。

　　要在這層層關卡中，不卡關的順利完成結帳，其實是一件非常艱難的任務。稍微某個程序不順，便可能突然忘記，不知道接下來該怎麼辦。

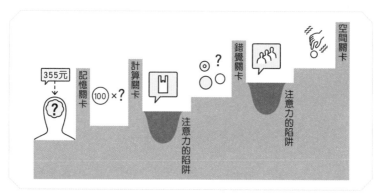

■ 結帳中潛藏的諸多陷阱。

　　避免這些情況的方法很簡單。只需仔細聆聽店員說的話，再三確認結帳金額，慢慢的從錢包裡把錢拿出來。簡言之，結帳時，「慢慢來」才是最快的解決之道。英國發起「慢速收銀櫃檯」、「慢購物」*的活動，也帶動日本開始推廣緩慢購物的提倡，當真是助益良多。

---

* 這是一項商店連動式的支援服務，透過自創的員工教育及商店內購物動線規畫，協助失智症病友或年長者享受購物的樂趣。由英國人凱瑟琳．維羅（Katherine Vero）女士發起，如今英國大型超市或家具量販店IKEA皆已導入該項服務。
http://www.slowshopping.org.uk/
https://designing-for-dementia.jp/design/008_casestudy_shopping/

前陣子，我在工作上也遇到了問題。每天上下班，我都必須在電腦上紀錄工作時間，但有一天**我突然間搞不清楚到底該開啟哪一個畫面**（P.194）。

想不起或無法執行
熟悉的程序或習慣

某天，我請同事幫我叫出畫面，但就算開啟了畫面，看半天我還是不知道該按哪一個按鍵。一早上班就問題一籮筐，弄得我身心俱疲。以前，我感到疲倦時，喝一杯咖啡或吃午餐休息，就能提振精神，**但這一天我即使稍作休息依舊感覺疲倦，提不起勁做事**（P.179）。

大腦及身體
容易在短時間內
疲倦

另一天，我跟朋友出遠門，碰巧我的交通ＩＣ卡裡沒有餘額，便走向儲值機儲值。然而，那台儲值機和我常用的機台有些不同，當下我完全不知道該如何使用。**儲值機上有許多按鍵，諸如「定期票」、「儲值」、「回數票」等，但我不知道哪一個按鍵可以儲值**（P.070）。

水果 ≠

回想不起
抽象詞彙、概念、
符號所代表的意義

就像這樣，我的日常生活中存在著許多看不見的「障礙」。

那時，**我姑且把每個按鍵都試按了一遍，卻一直不斷跳出重來**（P.196）。隔壁的路人發現我的困境，好心的教我操作，才終於儲值成功。

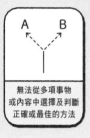

A B

無法從多項事物
或內容中選擇及判斷
正確或最佳的方法

為什麼無法操作
交通IC卡儲值？

有時，如果**操作順序略有改變或加入新的步驟，就會立刻加深操作行為的難度**。

例如某台售票機是「插卡→按儲值鍵→投入紙鈔或硬幣→取卡」，即可完成儲值。然而，其他車站的售票機可能會調換操作順序，變成「按儲值鍵→插卡→投入紙鈔或硬幣→取卡」。

這些些微的變化，就足以造成失智症病友的困惑，無法按程序操作。

又比如**沖泡杯麵時**，大多由四道步驟構成：把杯蓋撕開一半→倒入熱水→等三分鐘→把整個杯蓋撕下後享用，但如

果多出一道「把熱湯倒出」的步驟，就可能不知道如何沖泡，相信應該也有人曾有類似經驗。這與上述完全就是同一個情況。此外，這類困難也和語言問題（見P.060〈創意餐廳妙味亭〉）有關。

當一個人想在ＩＣ卡加值現金，但如果他沒有將達成該目的的行為與「儲值」一詞建立連結，也就不可能按下儲值鍵。

身心障礙 41
無法計算簡單的算術問題

$$3 - 6$$
$$1 + ÷ 2 =$$

CHECK | 此障礙造成的生活問題

☑ 無法拿捏適當分量

於咖啡中加糖時，一顆、兩顆……數著數著，不知不覺中竟忘記放了幾顆。同樣的，量米或調味料時也容易出錯。

☑ 無法計算應支付的金額

付錢時，不知該拿出多少紙鈔和硬幣。因害怕算錯或讓人久等，老是以紙鈔支付，所以錢包裡全是零錢。

☑ 數錯藥量

即使小心數藥，以為沒有弄錯數量，但仔細看，還是會發現多了幾顆藥。服用不同類型的藥物時，常常同一種拿成兩顆或少算一顆。

☑ 訂錯便當數量

按人數訂便當時，經常算錯數量。即使本人以為出聲數了好幾遍應該不會算錯，還是事與願違，所以苦無對策，不知如何是好。

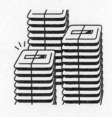

無法靈活應對細微的環境變化

CHECK | 此障礙造成的生活問題

✓ 當標誌消失或不同，會立即迷路

只因轉角的咖啡店沒有擺出招牌，便頓時覺得和平時是不同一條路，而不知該往哪裡走，也不清楚自己到底身在何處。

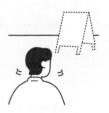

✓ 不知如何使用全新的家電或文具用品

換新家電時，因按鍵位置或操作程序不同，而不知該如何使用。原子筆也同樣，一旦按壓位置和以前慣用的不一樣，或改以旋轉方式旋出筆尖的類型，就會感到困惑。

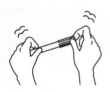

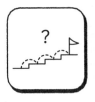

身心障礙 43

想不起
或無法執行
熟悉的程序或習慣

CHECK | 此障礙造成的生活問題

✓ 弄錯
穿衣順序

穿上衣之前,先套上外套或遺漏鈕扣沒扣到之類,把衣服穿得歪七扭八,或是不知如何戴手錶或綁鞋帶。

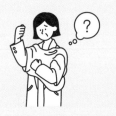

✓ 忘記煮
味噌湯的步驟

忘記把味噌加入水裡,或忘記加高湯。有時甚至不記得以前用哪個鍋子煮湯,不知該從何動手。

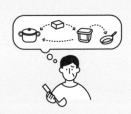

✓ 不會用菜刀,忘記如何切菜

想做馬鈴薯燉肉,但不知怎麼切紅蘿蔔、洋蔥或馬鈴薯。即使食譜上刊載了食材的切法,也不知如何下刀,無法隨心所欲的操作刀具。

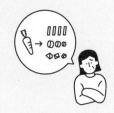

✅ 不會操作家電

（洗衣機、電視機、電子鍋、微波爐）

洗衣服時，分不清按鈕順序，也不知該按哪一個按鈕；如果只需烘乾或特殊材質洗滌，更是難上加難。不知道遙控器上的按鈕各自代表什麼功能而感到困惑。

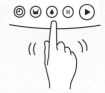

✅ 無法在婚喪喜慶的場所採取適當行動

這個例子是病友在母親喪禮上，不知該做哪些事，就只是在會場放空發呆。雖然家屬已事先告知身為喪主他應該做哪些準備，如何應對，但站在現場，他便忘得一乾二淨。

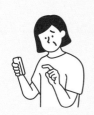

✅ 不記得如何在部落格或社群網絡上發文

想要在社群網絡上發文，卻不記得如何操作，不知道該開啟哪個畫面，也不知該按哪一個按鍵。即使請人教，也會立刻忘記，必須一再詢問。

✅ 忘記工作程序或公家機關行政事務的程序

忘記如何提交工作上的文件及確認的操作路徑，所以每次都感覺像新手第一次操作。

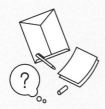

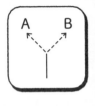

身心障礙 44

無法從多項事物或內容中選擇及判斷正確或最佳的解決方案

CHECK | 此障礙造成的生活問題

✓ 無法根據天氣或場合，挑選衣服及隨身攜帶物品

考慮天氣、氣溫、休閒還是正式、見面對象等來挑選適當穿著是一件苦差事，也很難針對外出旅遊預設未來情況，準備行李。

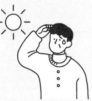

✓ 穿錯鞋子

如果鞋櫃或玄關擺了多雙鞋子，有時會穿到別人的鞋，有時會因為腳穿不進去而感到奇怪，而且經常要等到別人告知，才會發現穿錯。

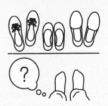

✓ 不會整理，無法保持整潔

無法多方考慮來評估狀況，比如「重物擺下方」、「常用的東西放前面」，所以無法整理東西，也很難做到物歸原位，雖然一心想整理，卻愈弄愈亂。

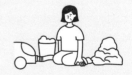

✓ 不知道 IC卡的 儲值方法 及如何購買車票

儲值時，不知插卡、按按鍵、投錢等操作的前後順序；儲值機上有許多插入口，或中途突然掉出零錢，都會造成混亂。後方如果有人排隊，更是會緊張到手僵硬不動。

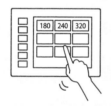

✓ 從超市 商品架上拿成 其他商品， 買錯東西

購物時，明明已經再三確認，卻還是拿錯商品。比如原打算買醬油，卻拿到瓶身相似的醬料；想買麵粉，結果買成一旁的太白粉。

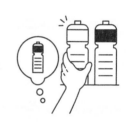

✓ 沒付錢就把東西帶回家

去超市購物，直接穿越結帳櫃台，把商品帶回家。「結帳」從一連貫的購物程序中脫落，本人什麼都沒想就從店裡離開。

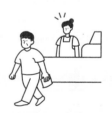

你對失智症的印象，有何變化嗎？

失智症病友在生活上的種種不便。其中，有許多事情，就連本人也滿心疑惑，難以解釋。

然而，這些不便的背後一定存在著某些原因，可能是身心障礙，也可能是周圍環境等因素。只要知道原因，就一定能找出解決方案或與之和平共處的方法。

前文中所提及的各種不便情況，你是否也有切身之痛呢？

但請記住，這些絕對不是什麼特殊而「難以理解的問題」。不論是否患有失智症，每個人都有可能因年齡增長、身心疲憊或周圍環境的影響，於日常生活中遭遇類似的情況。

| 1 | 2 | 3 | 4 | 5 | 6 |

PART 2

學習失智症生活智慧的旅遊指南

以上是失智症世界之旅，你覺得如何？希望這趟旅遊經驗，能對你未來的人生有所幫助。

接下來，我們在後半部整理了旅遊所需的相關知識、心態、工具及資料等內容，製作出一套「學習失智症生活智慧的旅遊指南」。

旅行時最不可欠缺的好夥伴，指的便是旅遊指南。「這時該怎麼辦？」、「需要哪些東西？」當你感到疑惑、煩惱時，不妨從本書尋找答案。

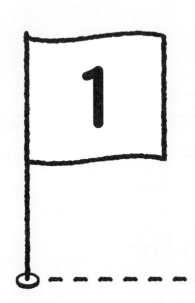

DEPART

踏上新旅途

從當事人角度，
正確了解失智症

　　失智症指的是什麼樣的狀態？一般提及失智症的定義和症狀，大多是從醫護人員、照護者的角度出發，你很難理解實際罹患失智症的病友（當事人），他們的身心究竟出了哪些狀況，也很難向周圍的人解釋。

　　作為與失智症共存的第一步，首先我們必須對失智症與認知功能**有正確的了解和認識。**

失智症
一種認知功能無法正常運作，導致日常生活出現問題，帶來種種不便的狀態。

認知功能
一種透過眼、耳、鼻、舌、皮膚等感覺器官來感知某對象（人物、物品、資訊），解釋、思考、判斷其意義，對其進行計算等處理，或將之語言化並儲存於記憶的功能。

了解自己當前的身心狀態

你可能會因為意識到自己現在身心的變化，而感到困惑不已。

有些人雖然會在意不適或不對勁，但他們可能會假裝視而不見，或歸咎於疲勞及忙碌，並努力克服，設法維持如同以往的生活。

「以前做得到的事，現在漸漸的做不到⋯⋯」
「和以前可能有點不太一樣⋯⋯」
「難道⋯⋯」

在日常生活中，你是否曾經有過這些想法？或是覺得哪裡怪怪的呢？

要立刻接受這些小小的不對勁，並不容易。但誠心建議，我們應該要停止否認或欺騙自我，誠實面對自己的感受。如果可以現在有所察覺，將來我們就有許多應對措施可以執行。

首先，請正視自己現在的狀況，從「面對」踏出你的第一步。

自我察覺

我是一名業務員，有點在意自己記性不好，記不住客戶的長相或名字。（三十多歲／男）

最近運動時，經常被絆倒或跌倒，無法像以前一樣活動身體。（六十多歲／男）

有時我會不知道如何發動引擎，並漸漸的開始覺得是車子發生故障。（七十多歲／女）

經常覺得頭昏沉沉的，公司主管也愈來愈擔心我的身體狀況。（六十多歲／男）

了解失智症的症狀
因人而異

　　提及「失智症」，你是否有一種刻板印象，認為失智症病友無法照顧好自己，必須住在照護中心，接受旁人支援？

　　如今，人人只需上網檢索，龐大的資訊隨手可得。當然，其中必定包含了正確的資訊，但也確實充滿各種容易讓人人心惶惶的不實資訊。於是，一個帶有偏見的形象，可能就神不知鬼不覺的深植在你的心中。

　　實際上，縱使罹患失智症，**也不意味著每個人都會出現同樣的症狀**。誠如前述十三篇旅遊故事中所描述，失智症的症狀五花八門，受疾病種類、周圍環境、生活方式等各種因素影響，因此每個人的症狀、生活上的問題及進展程度都有所不同。

　　為了不盲目相信天外飛來的消息，局限在個人的偏見之中，並真正了解失智症症狀因人而異，首要請專注在你自己的狀況。

尋求專家意見

　　你是否曾懷疑自己可能罹患失智症，卻不知向何處求助或如何開口諮詢？抑或認為自己「不嚴重」，而推遲尋求專業的意見？

　　尋求專家意見，是協助自己踏上未來可能即將展開的失智症之旅最重要的第一步。**「擺脫獨自一人悶悶不樂的狀態」**、**「早期發現，早期治療」**，如果我們能用更積極的態度，或許就能減緩猶豫不決的心情。獲得專業人員提供諮詢，可謂是一劑強心針，相信他們一定可以成為陪伴我們一起踏上旅程的好隊友。

1 DEPART 踏上新旅途

有失智症疑慮時，可尋求協助的諮詢單位

有任何不安或憂慮，建議尋求以下單位諮詢，可取得專科醫院等有益資訊。

▶**熟悉的診所醫師**

▶**台灣失智症協會**（www.tada2002.org.tw）

▶**各縣市失智症服務據點**
提供照護、福利等綜合支援的諮詢服務窗口。工作人員可提供專業諮詢。

🔍檢索 │ 失智據點　縣市名

找人傾吐

找他人傾吐自己患有失智症，需要非常大的勇氣。

「跟誰說？」、「從何說起？」、「我能否好好傳達？」……你是否煩惱何時、如何向親朋好友說明自己罹患失智症？又是否擔心如果誠實以告，他們是否會離你而去？當然，因為害怕他人以有色眼鏡看待失智症的自己，因而猶豫不決，是人之常情。

但其實，**沒必要為了傳達而大費周章的做準備，也不必強迫自己告訴所有人。不妨先從向你願意坦承的對象，描述自己的概況開始。**

讓周圍的人了解自己的狀況，不再獨自一人承擔一切，相信這會讓你心情上輕鬆一些。如果與親朋好友商量會讓你感到不安，不妨透過電話諮詢，或向各縣市失智症服務據點等單位尋求外界協助。

首先，你只需嘗試說出此時此刻心中的感受即可，那將成為協助你踏出下一步的最大動力。

試著向你「願意傾訴」的人坦承

熟人

家人
如果你希望先與最親近的人商量，不妨與同住家人促膝長談。

朋友或同事
如果你覺得「告知家人以前，想先找人聊一聊」，不妨找熟識自己的好友或同事抒發。

失智咖啡廳
失智症病友、家屬、當地人，人人皆可自由進出、聚會的場所，有時亦提供專業人士諮詢。

🔍檢索	失智咖啡廳

由社團法人「台灣失智症協會」營運
電話諮詢 0800-474-580
透過電話諮詢，可在無須面對面的情況下宣洩個人感受。

🔍檢索	失智症病友　家屬協會

陌生人

⇨ 台灣上網搜尋「台灣失智友善組織地圖」，查詢鄰近地區友善場所。

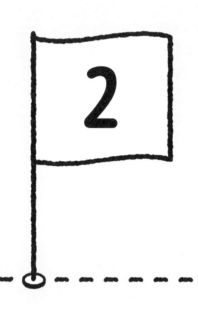

TEAM UP

結交旅行隊友

結識可靠的隊友

　　請試著結交一群你可以和他們分享人生酸甜苦辣的隊友，如此你才能在未來長久的過著愉快且充實的生活。

　　首先，建議**聯絡居住當地的各縣市失智症服務據點，或市區鄉村等行政單位相關窗口**。如此一來，你便可以與醫生、照顧管理員等醫療與社會福利專業人員建立聯繫。（編注：台灣可撥打「失智症關懷專線」：0800-474-580，提供失智症就醫及照顧諮詢。）

　　此外，**擁有多名隊友也十分重要**，如此大家才能分擔職務。你如果只依靠一個人，當他疲於現況或因故消失時，你將可能無所適從。不單單只有專業人員，朋友、熟識的鄰居，都可以成為你的最佳隊友。

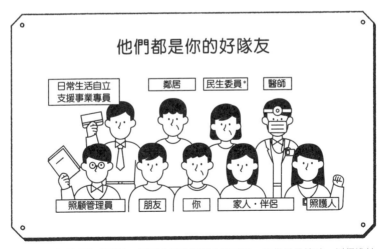

他們都是你的好隊友

日常生活自立支援事業專員｜鄰居｜民生委員*｜醫師｜照顧管理員｜朋友｜你｜家人・伴侶｜照護人

* 譯注：根據民生委員法，受日本厚生勞動大臣委託，提供居民協助，以促進社會福利的非常任地方公務員。
⇨ 台灣可上「內政部社會司──衛生福利部」、「衛生福利部國民健康署」等網站查詢相關資料。

失智症病友的交流

　　即使擁有可靠的隊友，但有時總是會有「非當事人無法理解」、「無法傳達自己內心不安」，感到灰心氣餒的一刻。這時，與自己同樣患有失智症的病友或前輩，或許可以成為扶持我們的力量。建議可以在當地尋找類似失智症病友彼此交流的「天使之會」等單位。（編注：台灣可上網搜尋「**瑞智互助家庭**」、「**瑞智學堂**」、「**記憶咖啡館**」等，尋求相關單位協助。）

　　其他也有年輕型失智症患者聚會等活動（編注：台灣由

失智症病友交流場所

同儕支援（peer support）

「peer」意指同儕、夥伴，在此指的不是專業人員，而是鼓勵失智症病友彼此分享經驗和想法，相互扶持的措施，有些地方是在醫院內部實施。

失智症病友的天使之會

失智症病友彼此集會、互動的地方，有時是一起用餐、勞動，各地活動內容五花八門。（編注：在facebook臉書上搜尋「失智症」，會找到相關的交流團體）

失智咖啡廳

失智症病友及其家人、照護專業人員及想了解失智症的民眾，無關身分或年齡，任何人都能前往的地方。

「**Young記憶會館**」提供服務，請上網查詢www.facebook.com/
YOD2017），不妨先向各縣市失智症服務據點或**失智症關懷
專線0800-474-580**洽詢。

此外，透過其他失智症病友分享經驗的書籍，也能了
解他們患病的過程、想法及生活上的一些巧思。

他們可能在年齡、性別、症狀上都與自己不同，但由
於失智症的共通點，使得彼此得以分享難以對外透露的感
受或真心話，**取得共鳴：「失智症才懂！」**

日本失智症病友分享經驗書目

《故障的大腦》

樋口直美（醫學書院）

作者是一名路易氏體失智症病友，患有
幻視及幻嗅症（phantosmia，又稱幽靈嗅）
等症狀。作者在書中分享個人經歷，分
析大腦出現哪些問題，並總結今後她將
如何與病共存。

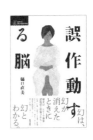

《失智症病友眼中的社會》

丹野智文（講談社+α新書）

作者於三十九歲被診斷出年輕型阿茲海
默失智症，在那之後，他便持續與日本
全國及全球各地的失智症病友交流互
動。本書中集結了許多病友「本人的真
實感受」，都是作者透過交流匯集而
成。

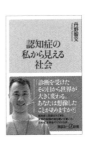

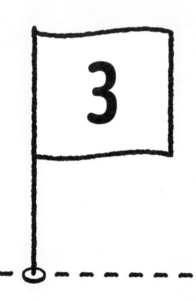

ARRANGE
做好啓程準備

了解並傳達自己的
「能」與「不能」

　　為了享受旅程，從打造生活環境開始。第一個準備，是了解自己「做得到」哪些事情，以及哪些事「做不到」（有困難）。

　　即使耗費時間，但持續做你做得到的事，過自己想要的生活，非常重要。讓人們知道「你想做自己能做的事」，周圍的人也不要擅自代勞。

　　至於做不到的事，不要一人獨自面對，試著敞開心胸，從接納開始「這個動作好難」、「這個我不會」。然後，告訴家人或隊友，一起想辦法克服，尋求他人協助，把**「獨自一人做不到」轉換成「一起處理就能完成」、「借助他人力量，我也能做到」**。

如何了解自己的「能」與「不能」？

請與共同抗病的家人或隊友一起檢測書末隨附的「生活問題一覽表」。或參考「失智友善資源整合平台——失智症檢測」說明，詳情請掃描右方QR碼。

於家庭內外
建立個人的專屬天地

於居家內外同時擁有一個**你覺得舒適自在，可以安心放鬆的地方**，能幫助你的生活變得更多采多姿。

在家不妨打造一個個人小天地，在你覺得可以悠閒放鬆的地方，擺張你最愛的椅子或舒適軟墊。如果那個地方會妨礙到家人活動，或許可以大家一起討論如何變更布置。

在家門以外，公園、鄰近的咖啡廳或居酒屋都是不錯的選擇。任何你以前經常光顧、待得安心舒適的地點，都可以納入候選名單。

此外，選擇一個有熟人在的地點，家人也比較安心。

舉例來說，有人把「擺滿書籍資料的書齋」當作個人天地，也有人在外選擇「可以一人慢慢享用咖啡的咖啡廳」。

其實有許多方法可以幫助我們把家中打造成一個舒適空間，這部分將在下一章節詳細介紹。

打造五感友善的生活空間

　　即使是以往認為舒適的生活空間，也會因認知功能障礙而出現問題。你可能會覺得，以往不曾在意過的燈光變得刺眼，或是電視聲音聽起來有回音。

　　造成刺激或負擔的重點及程度，存在著極大的個人差異。生活中哪些地方有哪些狀況或問題，大多時候只有你自己知道。所以首先，請按以下步驟確認你的現況，多和共同生活的家人或親朋好友分享與討論。

1. 請從下一頁的觀察重點，找出你對生活中在意的部分。
2. 針對這些部分，討論你是否感覺不便或不適。
3. 討論如何營造舒適空間，需要改善的部分，一起打造一個彼此都能盡量減少生理與心理上負擔的生活空間。

五感友善的生活設計

台灣可參考「衛生福利部國民健康署──打造失智症患者居家環境」說明，詳情請掃描右方QR碼。或參考下方影片：

https://youtu.be/YQ7yyZyvaR8

打造五感友善的
生活空間的檢測重點

是否覺得**光線**太刺眼？

對燈光或陽光直射感覺刺眼疼痛，或因光線突如其來的變化而感到驚嚇。留意確保光線充足，但須避免強光或亮度的急速變化。

因應對策 〉• 改變照明方向，避免光線直射眼睛。
　　　　　• 安裝窗簾，調節陽光照入室內的亮度。

是否覺得**色彩**太鮮豔？

視覺變敏感，有時對鮮豔的色彩感覺不適。牆壁、地板、室內裝潢等應避免螢光色、高飽和度顏色，改用柔和色彩。

因應對策 〉• 選購家具或家電時，注意選色等細節。
　　　　　• 避免容易讓人產生危險印象的色彩組合（如紅黃配色）。

是否覺得**聲音**吵雜？

你的聽覺吸收了所有人聲或環境音，無法專注在你希望聆聽的部分。留意音量或與聲源保持適當距離。

因應對策 〉• 說話時，關閉電視或收音機等雜音。
　　　　　• 利用隔音窗簾或隔音玻璃，營造安靜環境。

是否覺得**氣味**嗆鼻？

嗅覺變敏感，極端的強烈感受到香水、芳香劑、汗臭味等氣味，有時可能會引發身體不適。避免使用帶有強烈氣味的產品，以免增加刺激。

因應對策 ▶
- 不過度使用衣物柔軟精或噴霧劑。
- 煮菜後留意通風，不堆積廚餘。

冷熱溫度是否造成負擔？

你可能因自律神經失調，而難以調節體溫或流汗。打造可以適時調節溫度的環境，因應季節氣候及天氣，保持適宜的體感溫度。

因應對策 ▶
- 在室內使用可輕鬆調節溫度的機器。
- 在戶外藉由容易穿脫的衣物調節體溫。

階梯或**斜坡**是否造成負擔？

若有空間認知問題，或無法隨心所欲活動身體的情況，地面的斜坡或高低差有時會造成不便。即使只是一個小小的階梯或橫溝，對你來說可能是巨大障礙，所以盡量打造平坦空間。

因應對策 ▶
- 在更衣室與浴室之間、和室與西式房間之間的小台階設置一道緩坡。

減少生活空間中
　　　　　　容易引起混亂的干擾源

　　病友如果有空間、記憶、注意力等認知功能障礙，即使在熟悉的生活空間裡，也可能因家具布置、牆面和地板圖樣、光線照射等變化而感到困惑或迷失判斷力。

　　與上一章節〈打造五感友善的生活空間〉同樣，掌握哪些情況容易讓你產生困惑，屏除引起混亂的干擾源十分重要。請按以下步驟，多和共同生活的家人或親朋好友分享與討論。

1. 請從下一頁的觀察重點，找出會讓你感覺困惑的干擾源。
2. 針對這些干擾源，與人溝通並分享哪些情況會讓你感覺困惑或難以理解。
3. 討論如何改善，打造無干擾源的生活空間。

無干擾源的生活設計

台灣可參考「衛生福利部國民健康署——打造失智症患者居家環境」說明，詳情請掃描右方QR碼。或參考下方影片：

https://youtu.be/YQ7yyZyvaR8

生活中無干擾源的
檢測重點

標籤及標示位置、文字大小
是否不一致？

標示位置或書寫方式不同，可能會引起混亂。

因應對策 ▷ ●櫥櫃、衣櫃、小型置物櫃、門扉上如有黏貼標誌標示時，應統一位置、大小及設計。

地板、牆面的顏色及材質
是否不一致？

牆面顏色突然改變，或是木質地板與水泥地面連接在一起，讓人產生有台階或坑洞的錯覺，這可能會導致意外事故。

因應對策 ▷ ●除有引人注目的特殊需求以外，地板和牆面應盡量統一顏色及材質。

重要訊息
是否與周圍環境同化？

統一顏色及材質固然重要，但仍須確實凸顯需引人注目的重要部分及須知訊息。

因應對策 ▷ ●廁所馬桶、馬桶蓋、門把等需正確辨識顏色或形狀等部分，其顏色應與周圍空間及背景有明顯差異。

是否有圖樣或設計複雜的
室內裝潢？

幾何圖形會使空間看起來扭曲，或疑似有其他物品，譬如植物等具體圖樣，讓你以為那裡真的有植物存在。

因應對策 ▸ ● 室內裝潢或家具應避免格狀或方格等重複圖樣，以及動物或植物等具體花樣的圖形。

是否有強烈的
反射或陰影？

地板上的陰影，會看起來像是坑洞或高低落差；地面上的光線反射，會使地面看似一灘水，造成混亂，這可能導致意外事故。

因應對策 ▸ ● 改變照明方向，或以窗簾遮陽，以避免產生陰影。
　　　　　● 鏡子如果會反光，不使用時，應蓋布遮蔽。

生活必需用品
是否操作複雜？

如果有手腳控制的問題，或難以辨識與物體的距離及方向，可能無法做出結合前後左右上下運動的三維動作。

因應對策 ▸ ● 衛生紙架及門把，統一採用簡單的「推壓」或「旋轉」的單一操作方式。
　　　　　● 水龍頭則選用自動感應，或冷熱出水操作簡單的把手。

室內動線是否複雜？
是否有房間未標示？

你可能因記憶或空間認知障礙，即使在家中，還是有可能迷失，找不到目的地。房門如果關閉，可能讓你看不出房間用途，造成混亂。

因應對策
- 生活中尤其重要的地方，比如前往廁所的動線或標示，應簡單明瞭。病友若能充分掌握自己常用的房間前往廁所的往來路線，也比較安心。

使用家電是否
遇到困難？

你可能因記憶或注意力、程序等認知功能障礙，即使是經常使用的家電，也可能忘記如何操作，稍有失誤，便可能產生混亂。

因應對策
- 電子鍋或電話機等慣用家電，即使故障也盡量送修，繼續長期使用。
- 換新家電時，應優先考慮病友熟悉的操作方式，而不是選用最新機種或重視外觀。

是否有需要用到許多力氣
或細微動作的場所或物品？

你可能因空間認知障礙，無法控制手腳，或難以掌握與物品間的距離和方向，在移動物品時，可能不知如何掌控力道。

因應對策
- 病友常用的房間盡量採用好開好關的房門。
- 袋裝、罐裝、紙盒裝等商品內容物另外裝到容易開關的容器中。

用心製作記號或標誌

　　你可能會發現，以前都看得懂家電上的按鈕顯示，但現在再怎麼看，也不知道該如何操作，或難以理解文件標籤上的符號意思，而腦中一片混亂。

　　如果發生這種情況，建議**自創你能立即明白其中含意，並做出直觀行為反應的標示**。其實，有些方法意外的簡單，不妨多方嘗試，慢慢找出最適合你自己的標示。

　　聽說，有一名病友原本無法從包裝區分洗髮乳與沐浴乳，但自從他在洗髮乳的瓶身上寫「頭」、沐浴乳寫「身體」後，就再也沒有弄錯。有時，使用不同的文字大小或字體（字型種類），或是組合簡單的插圖或照片，可以讓病友更容易理解。

　　至於有哪些方法可行，不妨聽聽別人的意見，與共同生活的家人或親朋好友一起討論，多方嘗試並付諸實踐。

傳達重要訊息的生活設計

關於如何讓重要訊息淺顯易懂，可參考「衛生福利部國民健康署」提供「失智友善居家環境佈置」教學線上課，詳情請掃描右方QR碼（約在影片時間9：50開始說明）。

大家的標示與標誌創意

標記重要場所

我在房門貼上自己最愛的花卉圖案瓷磚作為標記，以免自己弄錯，走到隔壁房間去。[1]

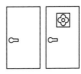

在門板貼上內容物的照片

我在衣櫃門貼上內部實景拍攝的照片，免得自己忘了裡面有哪些衣服。[1]

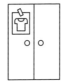

圖文同時標示

我會在廁所等重要場所張貼圖文同時標記的圖示。[2]

簡潔且清楚標示重要路線

我在家中最常待的房間或客廳到廁所的走廊上，用膠帶貼上箭頭指向，標示路線。

衣服做記號

穿衣時，我會不清楚袖子的位置或長度，所以用顏色與裡布明顯不同的貼紙或膠帶標示穿手的地方。

---

[1] 參考Alzheimer's Society（英國阿茲海默症協會）。

[2] 參考《失智症友善空間的環境設計》（Design for People with Dementia: Audit Tool），康寧漢與馬歇爾等人合著（Cunningham C, Marshall M., et al.）。

善用智慧型手機，
讓生活更方便

忘記例行公事或約定、走在熟悉道路上也會迷路、經常弄丟家裡鑰匙……當你發現平日裡愈來愈常出現一些小問題時，不妨多仰賴智慧型手機裡的便利功能。

即使沒有特殊機器，只要善用你及家人手中的智慧型手機裡的功能，許多事情都能迎刃而解。如果有操作或設定上的困難，那就請周圍的人協助，一起完成。

任何人都會有忘記或記不住的事情，所以沒有必要想得太嚴重，**做不到的事，可以儘管依靠工具或科技。**

智慧型手機活用術

台灣的「智樂活」是專注於長青族的手機教學團隊，常舉辦實體或線上的手機教學活動，相關資訊可查詢官網
https://www.funaging.com

🔍檢索	智樂活

智慧型手機輕鬆解決你的問題

 ## 不記得電話中約好的預定行程

把所有你覺得會忘記的未來行程記錄在手機行事曆上，接著只需設定提醒功能，就能在行程前一日或當天預定時刻前接獲通知，無須再三確認查看。

 ## 寫不出句子，打不出文字

透過手機裡的語音助手功能，只需對手機說「撥電話給某某人」、「幫我查○○」，語音助手便會自動操作。編寫電子郵件時，同樣只要利用語音輸入，也無須自己輸入長句，便可完成。

 ## 經常丟三落四或忘東忘西

於錢包或鑰匙掛上防丟的小型電子產品「SmartTag」，並和智慧型手機連線，當你和物品分開超過一定距離時，手機會收到通知或發出警示音，可防止遺失物品。防丟器有鑰匙圈或貼片等許多種類，任君挑選。

規劃旅遊資金

　　還有一個萬萬不可忘記的重要準備，那便是「規劃資金」。你可能無法再像以前一樣工作，擔心生活費或醫療費入不敷出，或是變得無法管理錢財。

　　為了避免因為未來生活花費不明朗，而在焦躁不安的情況下開啟或繼續你的旅程，建議與共同生活的親人或身邊好友仔細釐清你的收入與支出。

　　把工資、年金等收入，生活費、醫療費等支出，以及存款一一條列清楚，將有助於了解現況，更容易制定未來的資金規畫。

　　如果你發現難以維持生計，建議查看現行可利用的資源制度，並向相關政府單位諮詢（編注：台灣依勞動部勞工保險局的規定，「國民年金」針對身心障礙者可發放「身心障礙年金給付」和「身心障礙基本保證年金」，詳情請洽勞保局）。若資金管理可能在家人或親屬間引起糾紛，或許可考慮聘請第三方代為管理。

為自己也為家人的資金規劃做準備

參見獨立媒體「報導者」（www.twreporter.org）所策劃「高失智社會的金融炸彈」專題報導，關於財務與法律的準備，詳情請掃描右方QR碼。

有關金錢的制度與補助金

日常生活自立支援事業

一種便民的政府措施，可針對對日常資金管理或福祉服務（家務協助或送餐服務等）等利用程序感到不安的民眾，提供協助。透過協商，有時還可代為管理資金、文件、存摺、印章等貴重物品。可向居住地的社會福祉協議會諮詢，提出申請。

日本成年後見制度

針對本身沒有足夠判斷能力之成年人（如患失智症之老年人、智障者、精神障礙者）保護其權力之制度，其內容涉及不動產買賣等財產管理、設施之入所等契約行為、消費者損害賠償之取消等。在日本如需利用本服務，需向家事法庭提出申請，可先向鄰近的成年後見中心諮詢單位諮詢。

障礙年金*

因生病或受傷，導致生活或工作陷入困頓時，得以請領的年金項目。

特殊障礙補助*

由政府支付的補助金，主要針對精神或身體罹患明顯的重度障礙，於日常生活中需要隨時特別照護的特殊障礙者。

＊ 注釋：障礙年金及特殊障礙補助之請領，設有年金繳納情況等條件限制，首先請向居住地市區町村年金相關單位諮詢。

➪ 台灣可上「失智症社會支持中心——社會支持網」查詢失智症相關補助（點選「社會福利」項目），詳情請掃描右方QR碼。

調整並維持
每日生活步調

時間感覺障礙，有時會導致病友「自己感受到的時間」與「實際時間」之間產生差距，或可能失去一天二十四小時的時間感覺。生活步調的紊亂會導致身心出現負面影響，所以應盡可能維持規律的生活。

首先，請與共同生活的家人一起條列出你每天**起床、吃飯、外出、睡覺等例行公事**。接著，把你每日的行程表張貼在客廳，或善用智慧型手機裡的鬧鐘，隨時提醒自己這些習慣。

此外，早上起床後，立刻曬曬陽光，讓身體甦醒，晚上睡覺前，避開手機或電視等刺激，養成這些有助於起床及睡眠等規律行為的習慣也很重要。

善用智慧型手機裡的鬧鐘功能

智慧型手機裡的鬧鐘功能除了可以作為早上起床的鬧鐘使用以外，還有其他可以靈活運用的地方。比如，如果你搞不清楚該何時開始做外出準備或何時服藥，可以在鬧鐘標籤附上名稱「八點準備出門」、「七點吃藥」並設定鬧鐘時間，時間到了，鬧鐘自然會鈴響通知。

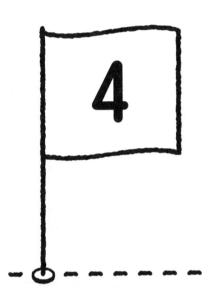

ENJOY

享受旅程

積極享受自己
當下能力所及的事物

　　旅行的樂趣隨時都在改變。或許，你會因為再也做不到以前覺得開心的事而感到沮喪；隨著自己做不到的事情愈來愈多，你可能會因為自己現在和罹患失智症前有所差距而感到困惑、失落，凡事盡往壞處想。

　　然而，與過去的自己或他人做比較，只會讓你變得更消極而已。這種時候，建議你不妨審視自己的感受，試著把「我什麼都做不來」的情緒，轉換成「這個我辦得到！」的正念。

　　現在的你，可能會對以前不感興趣的事物興味盎然，面對以往不擅長的事，說不定會發揮意想不到的力量。於是，你眼前的風景會愈來愈不一樣，也可能因此遇見新的人事物。

　　勿忘活在當下，努力與一起踏上旅程的家人及親朋好友分享，一同歡笑，挑戰新事物。

線上學習與失智症共處

可在YouTube平台上搜尋「奇憶智在好生活」，了解如何面對失智症。或是參加「中華開放教育平台／失智友善線上課程」，詳情請掃描右方QR碼。

正面積極的文字轉換

吃飯
費力、耗時　POSITIVE

可以細嚼慢嚥，
感受食物的
美味！
又健康！

無法獨自一人
前往最愛的
藝術展覽　POSITIVE

有人陪伴，
可以分享感想，
一樣開心！

變得不愛
熱鬧的地方　POSITIVE

愈來愈會找
安靜、舒適的
空間！

明明是自己
常去的地方，
卻不記得了　POSITIVE

每次都有
第一次去的
感覺，
很新鮮！

自我挑戰，
尋找人生目標與價值

無須自我鄙夷，認為自己「雖然我有目標，但我現在什麼都做不到」、「我好沒用，誰的忙都幫不上」。

不妨和生活周遭的親朋好友或協助自己的專業人員聊聊你的喜好或專長。

說不定，有人會因此提出邀請；又或許，你的喜好或專長會在意想不到的地方成為幫助他人的力量。

就算你沒有特別想做的事，**或許也可以試著聲援周圍朋友想要嘗試或挑戰的意志，和他們一起努力。**

相信做自己喜歡做的事，或是完成某項任務，可以成為你日常生活中的能量來源。所以，找出你心中的人生目標與價值，盡情享受這趟人生之旅。

我找到的人生目標

我在兒童食堂做我最擅長的拿手菜，大家吃得滿意，我也開心。

（50多歲／男）

我在社群網站及部落格上分享失智症的事情，經常收到一些對失智症診斷感到焦慮的網友或家屬回饋「謝謝你分享資訊」。

（50多歲／女）

我被診斷出罹患失智症以後，開始從事清潔工的工作。每次聽到有人說：「謝謝你每次都幫忙打掃」就覺得很開心。

（60多歲／男）

我支持那群有心在當地創建失智症病友參與的「天使之會」的朋友！

（50多歲／女）

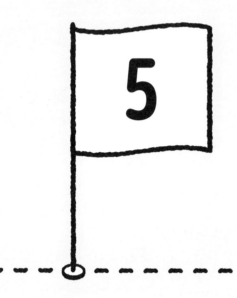

RESET

適時喘口氣

不勉強，不操之過急

這趟旅程十分漫長。和以往情況不同，旅途中，你可能會身心俱疲，可能勉強了自己卻沒有發現。

但是，你如果繼續逼迫自己，未來的生活只會愈來愈艱難。

過度努力是大忌。旅行計畫生變實屬正常，**你過得自在沒有壓力，比完成預定事項來得更重要。**

譬如雖然你有任務必須要完成，卻什麼都不想做，或是只想一人獨處。這種時候，何不誠實面對自己，放下心中的堅持？把你認為現在必須做的事情暫且拋在一旁。

或許你會認為「我不能就這麼輕易放棄」、「非得現在做不可」，但下次一定還是會有機會。不妨試著喘口氣，轉換心情，重新出發，你會找到新的方向前進。

多多利用「失智友善資源整合平台」

在台灣，由衛生福利部國民健康署建置「失智友善資源整合平台」，提供失智症預防、照護、線上學習及各類衛教宣導素材，民眾可自由下載參用，詳見官網https://dementiafriendly.hpa.gov.tw，或掃描右方QR碼。

〉 **不掩飾難過情緒**

　　焦慮或痛苦的心情，很難向外界宣洩。你可能會猶豫：「我說這麼洩氣的話好嗎？」

　　但是，如果你一直自己承擔這些情緒，它們只會不斷累積，痛苦在你心中無限盤旋，讓你愈發痛苦不堪⋯⋯

　　不要壓抑自己的心情，找一個你值得信賴的人傾吐吧！把話說出口，有助於釐清思路，你可能會意外發現，那不過是一個小小的煩惱；又或許，你會因此發現自己比想像中的還要難過，意外尋得宣洩的好機會。

　　如果你不願意和別人討論，**單單只是寫在筆記本上，也會讓你覺得比較舒坦。**

　　在你找人宣洩完之後，記得跟對方說聲感謝！

偶爾給自己來一點
「特殊待遇」

當你愈來愈習慣漫遊在失智症的世界裡，可能會覺得天天重複同樣的生活讓人索然無味，或是和周遭人的關係變得敷衍了事。

這時，何不在日常生活中穿插一些特殊情境？為自己、家人和隊友製造一個**「與平日不同的特別時光」**。

不需要挑戰困難的事情，只要在一成不變的生活中增添一點變化，心情就會不一樣。

我的生活情趣

我會預定日間服務，
開設「一日居酒屋」，
請朋友吃飯，招待大家。

（80多歲／男）

我會穿戴我最喜歡的
衣服和首飾去逛街購物。

（80多歲／女）

受到社會歧視時，
請找人傾訴

生活在失智症的世界裡，有時你會聽見旁人因偏見或刻板印象，説出一些難聽的話，或以為失智症病友毫無行為能力。這是既有制度及社會風氣所造成，並非靠你一人之力就可以解決。

遇到這種「社會歧視」時，你可能會傷心難過。

這類情況不可能立刻消失，但有一件非常重要的事情你一定要知道：**這從來就不是你的錯。**

這個社會還太落伍，不論是民眾、地方、公家機關或企業，全體社會對失智症的認識都不夠充分。但是，人們的理解確實有在進步，世界正在開始改變。

當你受到社會歧視時，不妨找一個你信任的人，告訴他你的感受。儘管你獨自一人可能無從應對，但如果有人陪你一起面對，或許可以找到辦法。解決問題的線索，有時就隱藏在溝通之中。

向周圍的人傳達你的真實感受，正是逐漸改變社會的一步。

四種社會偏見

制式回應的瀑布

過度遵從規定及慣例，
不知變通。

 我明明已告知有書寫障礙，
在銀行卻被要求親筆簽名。

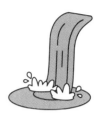

刻板印象的巨石

用以前流傳下來的印象、偏見或部分症狀，
來概括解釋「失智症」。

 認定我會四處遊蕩，
把我鎖在房間裡。

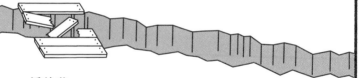

低估谷

遭受「無能」的待遇。

 就近監視，
確認我成功如廁。

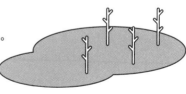

無知沼澤

缺乏對疾病及其症狀的認識，嚴苛以待。

 上班期間，如果我作業時間太長，
就罵我「偷懶」。

＞ 傳達內心的感謝

短暫休息後，再度回到與家人、夥伴一起努力的日常生活。

這時，不妨說幾句話，向過去及未來一同生活的人們表達你的感謝之意。

以為家人、朋友及隊友夥伴總是在身旁，所以**「不用說出口，他們也一定能感受到我心中的感激」是一種略顯自以為是的想法**。聽到一句由衷感謝的「謝謝你」，任誰都會感到開心。

或許你會覺得有點尷尬或不好意思，但當你成功說出口，相信害羞的心情早已被「成功傳達」的踏實掩蓋過去，此刻你的內心一定充滿溫暖的感覺。

一句簡短的「謝謝」，便足以表達你滿懷感恩的心，感激對方的付出，陪伴你一起向前邁進。

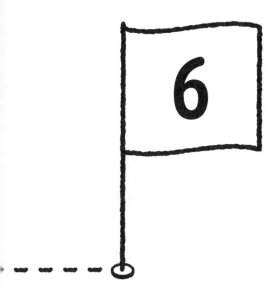

PASS ON

傳達想法

分享經驗與想法

在失智症的世界裡，所有人一開始都是初學者，慢慢的成為經驗豐富的旅遊高手。你在旅途中，相信也曾因無法隨心所欲的行動，遇到困難，而體會到不好的經驗。但在另一方面，你是否也結交了新的朋友，或是否有任何新的發現？

就如同你閱讀了旅遊前輩寫的書籍，因而改變了你對失智症的印象一樣；就如同你認識了同樣罹患失智症的「戰友」，彼此分享、相互鼓勵一樣，**對未來可能踏入同樣旅程的人來說，這些經驗都將成為他們的重要支撐。**

你的經驗可以提供知識與智慧，鼓舞並啟發其他失智症病友及其家人。誠摯邀請你分享自己在失智症世界裡旅遊的回憶和體驗。

只要是你喜歡的方式，任何形式都可以。不用考慮得太複雜，以為得字義清晰、句型完整。不妨用和朋友聊天的方式，和其他人分享你曾經有過的經驗、你當時的心情。你個人在失智症世界裡的經驗，將會成為日本、全世界，以及所有人類的寶貴資產。（編注：可參考《路易氏體的天空——本你沒看過的書》，為台灣第一本由失智症病友所寫的書，網址：https://www.zeczec.com/projects/SeanBook）

譬如,你可以這樣分享……

在社群網絡或部落格發文、留言

透過社群網絡或部落格,可以讓你不認識
的人也接觸到你的故事。有時,有所感觸
的網友可能會給予回應,因而產生意想不
到的交流。不妨試著在你有寫作慾望或是
想傳達的當下,使用你所熟悉的工具。

🔍檢索	樋口直美 官方網站

該網站是樋口直美以路易氏體失智症病友的身分,分享
各種相關內容,以促進人們正確了解失智症。

協助調查

許多機構都在進行失智症的相關調查及研
究。「失智症未來共創中心」正持續訪談
失智症病友,並根據訪談內容,將他們的
實際生活、想法及創意加以統整,建立資
料庫。何不讓你的個人體驗及創意,也成
為造福他人的力量?

🔍檢索	失智症 調查

參與社會改革活動

有關失智症的資訊──特別是失智症病友本人的聲音，其實還有許多地方不為世人所知，距離「失智症友善社會」的實踐，我們仍有一大段路要走。

為了讓今後失智症病友人數不斷增加的世界，成為即使罹患失智症也能舒適生活的社會，**有一些事情，是唯有提早一步踏上旅程的你，才得以完成。**

首先，你可以成立一個交流空間，讓那些因診斷失智症而困惑或獨自一人與失智症奮鬥的病友，有機會結識其他失智症病友，彼此分享經驗和想法。如果你希望更多人聽到失智症病友的聲音，可以加入推廣「聆聽失智症心聲」的社會團體，和他們共同努力。

如果你身邊沒有集會場所或類似團體，或許你可以自行成立。你可以諮詢當地相關的專業人員，相信他們可以助你一臂之力。

單靠一個人的力量雖然困難重重，但如果和自己生活地區或全國的夥伴一起努力，將產生足以改變社會的力量。
（編注：台灣失智症協會官網中「關於失智症→資源網站」提供相關單位的網站連結，詳見http://www.tada2002.org.tw/About/About/3）

譬如，你可以參與這些活動……

日本失智症病友工作團體

本團體宗旨在於透過來自日本全國各地的失智症病友，傳達自己的聲音，向社會分享他們的智慧和經驗，以求建立一個失智症病友可以擁抱希望及尊嚴生活的社會，並努力將他們的聲音傳遞給日本政府及相關省廳部門。

Orange Door（橘色大門）失智症病友的健忘綜合諮詢櫃台

每月在宮城縣仙台市某咖啡廳舉辦單場的交流聚會，僅供失智症病友參加。主辦代表丹野智文被診斷為年輕型失智症，他會在聚會中分享自己的理念，讓病友彼此分享、討論自己對未來的計畫及挑戰。

borderless - with dementia -（無邊界失智症）

活動主要集中在日本東海地區的地方組織，以宣傳失智症病友本人經驗為出發點，致力推廣病友與大眾共同生活的和諧社會。經常舉辦失智症病友外派同儕支援、以市民或專業人員為對象的推廣講座、及企業研習會等活動。

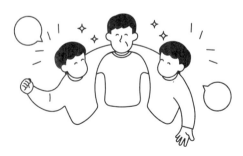

⇨ 台灣可搜尋「瑞智互助家庭」、「Young記憶會館」、「記憶咖啡館」，可與失智者與家屬互相交流。

為求實現失智症
友善生活的社會

「解決失智症的問題，是設計師的工作」。

這是我在二〇一八年參加「失智症未來共創中心」（P.248）所舉辦的活動中，和眾多失智症病友分享交流後，心中所得到的答案。

設計是一種協助人與物品、服務、環境及資訊建立幸福關係的行為。然而這個越顯複雜的現代社會裡，卻充斥著各種難用的產品、服務，以及令人混亂的標誌及空間。

沒有錯，失智症病友會生活得如此困難，有一大半原因都是設計不良所造成。所以，當我在思考「為求實現失智症友善生活的社會，設計可以如何發揮？」這個問題時，從中得到的一個結論便是本書《失智症世界的旅行指南》。

我們在製作本書時，受到各方人士的大力協助。與失智症病友及其夥伴的交流、訪談，是本書的起點。

本書由樋口直美女士協助監修，她本人雖然罹患路易

氏體失智症，仍非常活躍的撰寫了多本著作（PART 1）。「borderless‐with dementia‐」的鬼頭史樹先生，在名古屋市與病友一同推廣活動，提供了許多實踐性的見解（PART 2）。失智症未來共創中心的代表人，同時也是慶應義塾大學大學院健康管理研究科教授的堀田聰子教授，不僅提供訪談資料，更不吝分享諸多學術研究上的意見。

此外，感謝稻葉千惠美女士及土屋春菜女士的生動插圖，替本書帶來活潑明亮的氣息，增添魅力。

稻垣美帆女士主要擔任PART 1的編集與撰稿，PART 2則由青木佑先生擔任，若無兩人無私的奉獻與堅忍毅力，我可能無法堅持寫到最後。

還有，必須感謝「失智症未來共創中心」及「issue+design」成員協助失智症相關計畫執行；當然，若無WRL社大塚啟志郎先生的邀稿，本書不可能有機會出版。

謹此再次由衷表達我心中的感謝。

最後，感謝內人千佐子，在新冠病毒橫行的艱困生活中一直給予我支持，也感謝我的一雙兒女雪夕花及空知，總是用最燦爛的笑容療癒我的身心，還有謝謝我那兩條可愛小丑魚的陪伴。

令和三年（二○二二年）九月　筧 裕介

《失智症世界的旅行指南》的製作歷程

失智症未來共創中心對病友本人的訪談[*1]
— 聆聽病友的心聲 —

　　失智症未來共創中心以訪談失智症病友本人為活動核心，提倡以病友本人的想法、經驗和智慧為主軸，建立「失智症更美好生活的現在和未來」，其訪談內容亦奠定了本書的基礎架構。

　　訪談對象為同意協助研究的失智症病友（原則上確診為失智症的病友），截至二〇二一年七月，訪談人數約一百人。

　　主要訪談問題如下，惟病友可根據自己的興趣、關心議題及所面臨的問題自由發言。

- 至今的人生經驗及失智症發病的原委
- 日常生活的喜好及人生目標
- 未來期許或展望
- 日常生活中的困難與不便、創意與智慧等

[*1] 經慶應義塾大學大學院健康管理研究科研究倫理審查委員會批准實施：「失智症病友日常生活的困難與創新，以及生活目標與喜悅：共創與失智症更美好生活的未來（文件編號2019-20）」。

[*2] 介紹以下研究成果的部分內容：內閣府創造策略性創新方案計畫（SIP）「『重視失智症本人與家人觀點』透過多模式人際互動技術建立自立共生支援ＡＩ的研究開發與社會實際運用」，及厚生勞働科學研究費補助金（失智症政策研究事業）「打造獨居失智症老人等族群得以安全且安心生活的環境之研究」。

失智症病友知識圖書館 [*2]
ー 分析及建構病友的分享內容 ー

失智症病友知識圖書館是根據病友本人與家屬、支持團體、研究人員、設計師等人的不斷討論及溝通將病友本人所遭遇的不便（生活問題），與各種可能的背景因素（身心障礙）加以連結、分析和建構，並搭配與之共存的生活智慧，一起公布於網站中。。

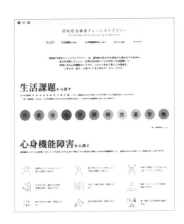

主要分析項目

生活問題　　　身心障礙　　　生活的智慧與創意

PART 1 〈失智症世界的旅遊指南〉

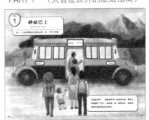

PART 2 〈學習失智症生活的旅遊指南〉

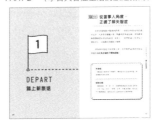

日本失智症病友知識圖書館網站由此進入

https://designing-for-dementia.jp/database/

《失智症世界的旅行指南》
的日文版入口網站

http://issueplusdesign.jp/dementia_world/

内容
1   十三篇旅人故事影片

可透過影片觀賞PART 1中失智症世界的
十三篇旅人故事。

内容
2   網路版旅遊指南

可更清楚的了解PART 2中出現的「旅遊指南」部分內容。

生活問題辭庫
含括介紹本書中無法完整呈現的各種生活問題及其背後相關的身
心障礙，以及卷末附錄中依生活場景分類的種種不便。亦可在檢
視「了解並傳達自己的『能』與『不能』」（P.213）的項目時一
同參考。

失智症友善設計指南
詳細介紹在「打造五感友善的生活空間」（P.215）、「減少生活
空間中容易引起混亂的干擾源」（P.218）及「用心製作記號或標
誌」（P.222）中所描述，解決日常生活問題及不便的設計巧思、
範例及檢查重點。

鄰居小幫手
進一步介紹「善用智慧型手機，讓生活更方便」（P.224）中有關
智慧型手機及ＩＴ商品更便捷的使用方法及相關說明。

失智症世界的旅遊指南,遊戲開始!

一種遊戲體驗式工作坊,可體驗並學習失智症病友在生活中所遭遇的種種不便,及造成該問題的相關認知功能障礙。

玩家將成為在失智症世界旅遊的旅人,獲得同行隊友、智慧、巧思及闖關道具,來幫助自己達成目標。

我們準備了兩種版本,一種是可在會場比對失智症世界的線下集會型工作坊,另一種則是可從全國任何一處連線參加的線上網路版本。

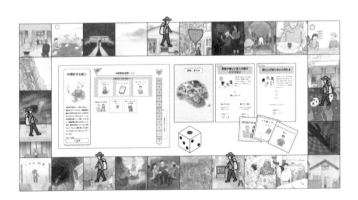

體驗會選項(可現場運用本計畫之範例)
- 舉辦市民研討會,以促進民眾對失智症的了解。
- 舉行醫療福祉及照護專業人員研習培訓,以提高專業技能。
- 策劃企業工作坊,開發樂齡產品及服務等。

關於遊戲體驗的詳細內及活動資訊,請參閱官網:
https://issueplusdesign.jp/dementia_world/play/

各種生活場景的問題索引

　　本書最後整理了一份「148項生活問題」清單，將失智症病友可能遭遇的種種不便，分成十一種生活場景，分項條列。你在什麼時候會感覺到生活有所不便呢？

　　在此，你可以從衣（穿衣）、食（飲食）、住（居住）、金（資金管理）、購（購物）、健（照顧身心健康）、交（交通）、人（人際關係）、娛（娛樂）、學（學習）、工（工作）等十一個項目尋找頁數，找出本文中十三篇旅人故事的對應頁面，了解是何種認知障礙造成該生活問題。謹請多加利用，幫助自己進一步了解你個人或是你重要的家人在生活上可能遇到的問題。

衣 ▸ 生活中的服裝問題

金 ▶ 生活中的金錢問題

255

失智症世界的旅行指南

看見失智症患者眼中的世界，理解記憶、五感、時空出現障礙的原因
認知症世界の歩き方

作　　　者	筧裕介（issue+design）	ISBN　978-986-489-736-0
譯　　　者	林姿呈	有著作權‧侵害必究
封 面 設 計	比比司設計工作室	本書如有缺頁、破損、裝訂錯誤，請寄回本公司更換。
內 頁 排 版	高巧怡	
行 銷 企 劃	蕭浩仰、江紫涓	國家圖書館出版品預行編目 (CIP) 資料
行 銷 統 籌	駱漢琦	
業 務 發 行	邱紹溢	失智症世界的旅行指南：看見失智症患者眼中的世
營 運 顧 問	郭其彬	界，理解記憶、五感、時空出現障礙的原因/ 筧裕
特 約 編 輯	張瑋珍	介著；林姿呈譯. -- 初版. -- 臺北市：漫遊者文化事
責 任 編 輯	賴靜儀	業股份有限公司, 2023.01
總 編 輯	李亞南	264 面；13.8×21 公分
出　　　版	漫遊者文化事業股份有限公司	譯自：認知症世界の歩き方
地　　　址	台北市大同區重慶北路二段88號2樓之6	ISBN 978-986-489-736-0(平裝)
電　　　話	(02) 2715-2022	1.CST: 失智症
傳　　　真	(02) 2715-2021	415.934　　　　　　　　111019589
服 務 信 箱	service@azothbooks.com	
網 路 書 店	www.azothbooks.com	
臉　　　書	www.facebook.com/azothbooks.read	
發　　　行	大雁出版基地	
地　　　址	新北市新店區北新路三段207-3號5樓	
電　　　話	(02) 8913-1005	
傳　　　真	(02) 8913-1056	
初 版 一 刷	2023年1月	
初 版 八 刷 (1)	2024年6月	
定　　　價	台幣580元	

原書STAFF

插　　　畫	土屋春菜（issue+design）、
	稻葉千惠美（Office Nice）
編 輯 撰 稿	〔Part 1〕稻垣美帆（issue+design）
	〔Part 2〕青木佑（issue+design）
監　　　修	失智症未來共創中心
	〔Part 1〕樋口直美（路易氏體失智症患者）
	〔Part 2〕鬼頭史樹（borderless - with dementia-）
	*提供防詐騙等資料 堀田聰子（慶應義塾大學大學院健康管理研究科）
書 籍 設 計	吉田考宏

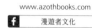

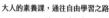